Verlag 3.0

Stephanie Urbat-Jarren
Seelenband
Die Geschichte einer Geliebten zwischen Herz und Verstand

ISBN-Print: **978-3-95667-098-5 Softcover**
ISBN-eBooks: **978-3-95667-099-2 ePub**
978-3-95667-100-5 mobi

Sollten Sie Fragen oder Anregungen haben, können Sie gerne eine Email senden an ***service@verlag30.de***

Covergestaltung: Markus Erkens | www.sinneinheit.de
Illustrationen: Markus Erkens | www.sinneinheit.de
Lektorat: Ute Onken
Satz: Annekatrin Ilk für Verlag 3.0 | http://buch-ist-mehr.de

Printed in EU

Bibliografische Information der Deutschen Nationalbibliothek
Die Deutsche Nationalbibliothek verzeichnet diese Publikation in der Deutschen Nationalbibliografie; detaillierte bibliografische Daten sind im Internet über http://dnb.ddb.de abrufbar.

Stephanie Urbat-Jarren

Seelenband

Die Geschichte einer Geliebten mit Herz und Verstand

Verlag 3.0

Dieses Buch ist für alle Frauen, die ein Leben im Schatten als Geliebte eines Mannes leben.
Für alle Frauen, die täglich den Kampf zwischen Herz und Verstand führen.
Für alle Frauen, die die Gewissheit brauchen, dass sie nicht alleine sind.
Und dafür, dass sie endlich erkennen, dass kein Mann es wert ist, sich für ihn kaputt zu lieben.

Vorspiel

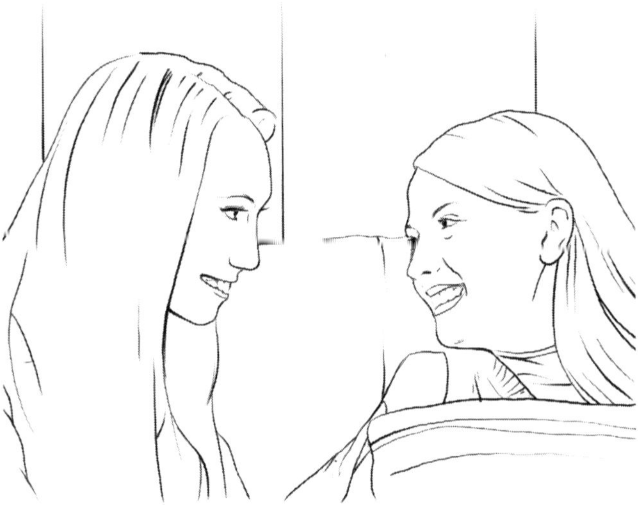

„Ich habe jetzt auch einen Mann!“

„Echt? Wessen denn?“

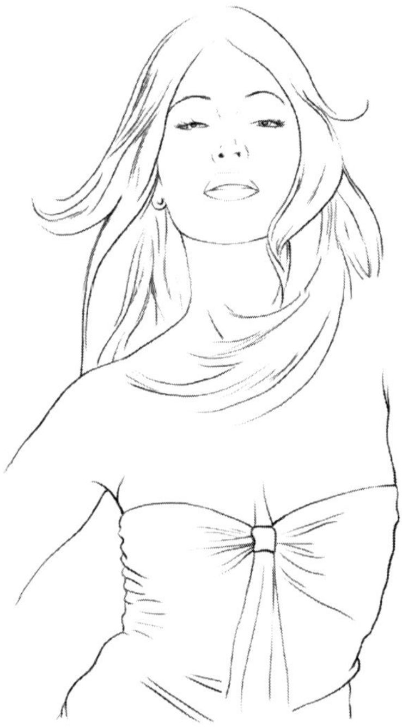

„Verurteilen Sie mich doch.
Zerreißen Sie mich in der Luft,
und vor allem, vergessen Sie nicht,
Ihre Männer festzuhalten.
Hier bin ich.
Die Männerklauerin. Das Miststück.
Die Schlampe.

Berechnend und hinterhältig habe
ich nichts anderes im Sinn, als Ihren
Mann sexuell abhängig zu machen und
auszunehmen. Ich werde ihn aussaugen
und danach über ihn lachen.

Wenn ich alles von ihm bekommen habe,
was ich wollte, dann erhalten Sie ihn
zurück und können den Trümmerhaufen
ihrer Beziehung wieder aufbauen."

Dieses Bild, und schlimmere, haben die meisten Frauen im Kopf, wenn sie von der „Geliebten“ hören. Der Schattenfrau, die im Hintergrund agiert, und das Feindbild einer jeden liebenden Freundin oder Ehefrau ist.

Die Frau, die gezielt loszieht und mit den Waffen einer Frau zuschlägt. Beziehungen zerstört, Ehen ruiniert. Wenn der arme, ausgenutzte und zutiefst bereuende Mann irgendwann wieder angekrochen kommt und flehend und bettelnd um Verzeihung bittet, wird verziehen, ge-paar-therapiert und die Schuld auf die böse Femme Fatale geschoben.

Doch wie es wirklich in uns Geliebten aussieht, fragt keiner. Niemand fragt nach unseren unerfüllten Wünschen, Hoffnungen und zerplatzten Träumen.

Dieses Buch soll aufräumen mit dem Klischee der „männerfressenden Nymphe“ und die Augen dafür öffnen, was wirklich mit uns passiert.

Es soll anderen Frauen, die leidend und hoffend im Schatten stehen, Mut machen, aus einer Opferrolle, die sie selber gewählt haben, auszusteigen und den „unschuldigen“ Männern zeigen, dass sie nicht nur in erster Linie ihre Ehefrauen durch ihre Unfähigkeit, sich entscheiden zu können, verletzen, sondern dass die Geliebte diejenige ist, der sie am meisten zumuten.

„Bei uns ist es etwas anderes!“

Es ist vorbei. Das Leben als Schattenfrau, als die böse Geliebte. Die Nächte, in denen ich vor Sehnsucht dachte, es zerreißt mich, die wenigen Momente, die alles wieder gut machten. Es ist vorbei. Die Lüge, das Versteckt-Werden und damit das Gefühl, nichts wert zu sein, die Hoffnung, dass er zu mir kommt, das Warten. Endlich vorbei, nach vierzehn Monaten.

Jetzt sitze ich hier und frage mich, was eigentlich passiert ist. Wie es dazu kommen konnte. Ich als Geliebte eines vergebenen Mannes. Ich als taffe Frau, die mit beiden Beinen im Leben steht. Erfolgreich Job und Kinder unter einen Hut bringt. Jemand, der genau weiß, was er will. Wie konnte ich mich so weit erniedrigen? Ja! Erniedrigen ist das richtige Wort. Erniedrigen nicht mal vor ihm, sondern in erster Linie vor mir selber.

Vorher

Ich war nie ein Engelchen, und ja, ich habe auch vorher schon mal mit einem verheirateten Mann geschlafen. Das war beidseitig zwar ganz aufregend und nett, aber nichts, worüber man sich nächtelang Gedanken machen musste. Ich hatte eine Beziehung, er hatte eine Beziehung, wir hatten Sex, das war's.

Genauso wurde ich von meinem Ehemann betrogen, sogar mehrfach, und ich dachte meine Welt geht unter. Ich habe gelitten und geflucht, geheult und Fehler bei mir gesucht. Ich habe ihm verziehen, wurde wieder betrogen und habe wieder verziehen. Bis ich mich dazu entschloss, es alleine zu versuchen. Ich wollte dieses Spiel nicht mehr.

Was heißt das also? Man ist nicht immer nur die Böse! Die meisten Frauen kennen beide Seiten.

Dass man aber tatsächlich in eine Situation kommt, die einen komplett verändert, die einen zum Spielball der eigenen Gefühle macht und nicht mehr Herr seiner Sinne sein lässt, die einen verändert und schwanken lässt zwischen dem Himmel auf Erden und der tiefsten Hölle, die das gesamte Denken und Handeln bestimmt – nein, das hätte ich nicht gedacht.

„Bei uns ist es was anderes!" Bullshit! Es war nichts anderes, es war genauso, wie es bei tausenden anderen

Geliebten ist, auch wenn man sich das nicht eingesteht. Es ist immer dasselbe, bei jeder von uns. Und wir sind viele. Alleine in Deutschland gibt es zwischen zwei und drei Millionen Frauen, die als Geliebte oder Schattenfrauen leben.

Nicht alle leiden, und manche sagen ganz klar, dass es für sie nichts besseres gibt. Manche Frauen suchen sich den Mann sogar genau nach diesem Aspekt aus. Hauptsache verheiratet. Sie bekommen Aufmerksamkeit, Sex, Geschenke und Zuwendung nach Bedarf. Mehr wollen sie nicht.

Dann gibt es welche wie mich. Frauen, die glauben, hoffen, beten. Die der festen Überzeugung sind, der Mann oder keiner. Sie halten ihn für den Seelenpartner, für den Mann, den man sein Leben lang gesucht hat, für die fehlende Hälfte, und geben sich selber Stück für Stück auf.

Heute weiß ich, es ist alles eine Illusion. Es ist nicht real. Ich wusste es wahrscheinlich schon viel früher, aber ich konnte es mir nicht eingestehen, denn sonst hätte ich ja zugeben müssen, dass ich mich selber belogen habe. Tag für Tag, Monat für Monat.

Dabei fing alles so romantisch an …

Das verflixte Internet

„Du, malst du mir eine Hexe? Eine Hexe, die zwar hässlich, aber auch irgendwie süß ist?“ Ich warte grinsend auf eine Antwort auf meine Frage, die ich soeben gesendet habe. Ich hatte sie einem Internetbekannten auf einer öffentlichen Plattform gestellt. Einem wildfremden Menschen, den ich noch nie in meinem Leben gesehen hatte.

Wir schrieben schon eine Zeit lang locker hin und her, und er konnte zeichnen. Er zeichnete sogar wunderbar, soweit ich das beurteilen konnte. Ab und zu stellte er Bilder und Karikaturen von sich ins Netz, die mich zum Lachen brachten. Und ich brauchte einen Illustrator. Am besten noch eher gestern als morgen.

Gerade hatte ich meinen ersten Autorenvertrag im Briefkasten gehabt und war stolz wie „Bolle“. Mein Kinderbuch hatte einen Verlag gefunden, und der fand es tatsächlich gut. Richtig gut! Sie wollten es veröffentlichen! Ich konnte mein Glück kaum fassen. Jetzt musste meine hässliche, aber dennoch süße Hexe nur noch gezeichnet werden, und ich musste jemanden finden, der das für mich macht. Ich wusste ja, wie sie aussieht.

Leider war ich – was meine Zeichenqualitäten anbelangt – nie über Kartoffeldruck und bunte Tuschkleckse, die noch heute bei meiner Oma in der

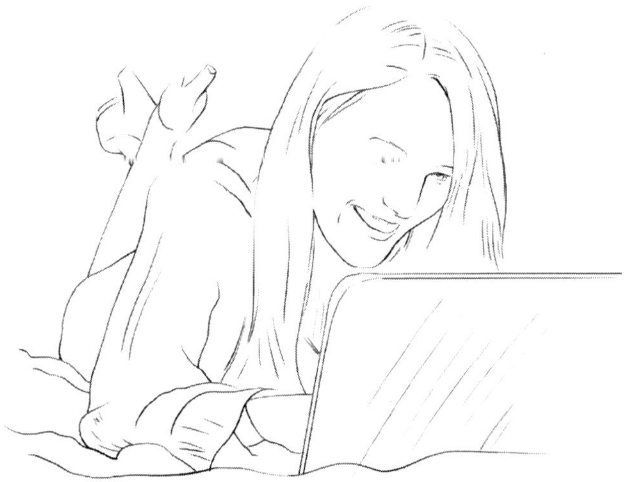

Küche hängen, hinausgekommen. Zwar bestätigte Omi mich als Sechsjährige darin, dass ich eine großartige Künstlerin sei, sah aber inzwischen auch ein, dass ich lieber beim Schreiben bleiben sollte.

„Welche Art von Hexe? Groß, klein, dick oder dünn?“, lautete die umgehende Antwort. Ich lachte und fragte, ob er mir seine E-Mailadresse geben würde, damit ich ihm kurz etwas zuschicken könnte. Daniel, so hieß er, antwortete, er freue sich auf elektronische Post, und schon hatte ich ihm das erste Kapitel meines Buches gemailt.

Eine Stunde später kam die Antwort. „Das ist großartig“, schrieb er. „Ich dachte, ich bekomme ein langweiliges Kinderbuch, aber deine Worte haben mich zutiefst berührt. Danke, dass ich das lesen durfte.“

Ich lächelte erneut. Ich kannte das schon, ich wusste, dass Menschen von dem, was ich schreibe, berührt werden. Nicht alle, aber einige, und es freute mich, dass er anscheinend dazu gehörte.

Der Anfang

Ich war an einem Punkt meines Lebens angekommen, an dem viele Veränderungen stattfanden und ich neue Wege ging. Vor zehn Monaten hatte ich mich nach zwölf Jahren Ehe, trotz unserer Kinder, von meinem Mann getrennt.

Die vier Jahre davor waren die Hölle auf Erden. Es gab nur noch Streit, und wir belogen und betrogen uns gegenseitig, wo wir nur konnten. Eine Demütigung folgte der nächsten und meine Ehe war ein Scheiterhaufen. Ich war froh, als er im Dezember endlich in seine eigene Wohnung zog, und ich tat alles dafür, das Mietshaus für die Kinder und mich zu behalten.

Ich arbeitete im Vertrieb für eine große Telekommunikationsfirma und versuchte, den Spagat zwischen Job und Familie weiterhin zu meistern. Es klappte gut. Besser als ich dachte. Jahrelang hatte mein Mann mir versucht einzureden, wie wenig ich ohne ihn wert sei. Jetzt bewies ich jedem und vor allem mir, dass es auch sehr gut ohne ihn ging. Oft sogar besser als vorher.

Jede Art von Bestätigung sog ich auf wie ein Schwamm und war unglaublich froh darüber, dass ich endlich meine alte Leidenschaft zum Schreiben wieder aufgenommen hatte, und wie man sah, sogar erste Erfolge verzeichnete.

Nachdem Sascha ausgezogen war, hatte ich einen Blog im Internet eröffnet. Dort schrieb ich meine Gefühle nieder. Alles über die Trennung, meine Ziele und mein Leben, und Geschichten für meine Kinder.

Ich verpackte vieles in die „Seelengeschichten". So nannte ich sie, denn diese Geschichten waren immer Dialoge zwischen den verschiedenen Gefühlen und der Seele. Sie halfen mir, klarer zu sehen und ich konnte durch diese Geschichten mein Gefühlsleben besser ordnen.

Sie halfen mir auch, als Marco, der Mann, den ich kurz nachdem Sascha ausgezogen war kennen gelernt hatte, beruflich nach Dubai gehen musste. Marco hatte mir damals über die Trennung von Sascha geholfen, und kurzfristig dachte ich, es könnte zwischen uns mehr werden. Ich bewunderte ihn dafür, dass er so unabhängig erschien, dass er so viele Länder bereist hatte, und für seine Männlichkeit.

Marco hatte ein imposantes Auftreten. Wenn er einen Raum betrat, dann füllte er ihn aus. Er hatte klare Ansichten und Ziele. Ich dachte sogar kurz darüber nach, mit ihm nach Dubai zu gehen. Das war natürlich vollkommen absurd, denn Sascha hätte mir die Kinder niemals mitgegeben. Trotzdem war Marco über einige Monate mein Fels in der Brandung und er tat mir gut. Als ich wusste, dass er gehen musste, schrieb ich ihm zum Abschied die folgende Geschichte.

Konferenz der Gefühle

Sie ist nach außen hin ein Sonnenschein und jemand, der immer jedem helfen will und das Glück der anderen vor ihr eigenes stellt. Die aber aus Angst davor, verletzt zu werden, ihre eigenen wahren Gefühle nicht preisgeben will und versucht, alles mit sich selbst zu regeln. Meistens gelingt dieses Vorhaben ganz gut, jedoch gibt es Momente in ihrem Leben, bei denen die Gefühle sich nicht mehr zurückhalten lassen, und dann passieren Dinge, die sie einfach nicht mehr steuern kann, sondern die einfach geschehen.

Bei ihr war das der Moment, als er endgültig gehen wollte, und zwar 4881 Kilometer weit weg von Hamburg nach Dubai, und sie sich darauf vorbereitete, ihm am nächsten Abend ganz undramatisch und ohne Tränen alles Glück der Welt zu wünschen …

„Vertrauen! Zuversicht! Wahnsinn! Hohn! Romantik! Trauer! Ungeduld! Gleichgültigkeit! Euphorie! Kraft! Kommt ihr bitte alle einmal? Der Mut und ich wollen mit euch über die Liebe reden!", rief die Seele in einem ernsten Tonfall. Alle Gefühle kamen nach und nach in die Herzkammer, in der sie sich immer trafen, wenn es etwas Wichtiges zu besprechen gab. Zuerst kamen die Kraft, die Ungeduld und der Mut, dann die Zuversicht, der Hohn und das Vertrauen. Die Euphorie und der Wahnsinn waren fast zeitgleich da, und zum Schluss kam die Gleichgültigkeit mit genervtem Gesicht.

Die Liebe war nicht dabei, denn die Seele hatte sie extra nicht gerufen, weil sie wusste, wie schlecht es ihr zurzeit ging.

„Was ist denn jetzt schon wieder los?", moserte die Ungeduld. „Ich hoffe, das hier dauert nicht zu lange!" „Es dauert so lange, wie es braucht", antwortete die Seele. „Wir müssen besprechen, was wir tun können, um ihr zu helfen!" „Am besten, sie schmeißt sich vor ein Auto, wenn er gehen will, oder sie täuscht eine Bombendrohung beim Flughafen vor, dann kann er nicht weg", schlug der Wahnsinn vor. Die Seele schüttelte den Kopf: „Du weißt, dass du mal wieder übertreibst und dass das sicher keine Lösung ist!"

Die Euphorie war furchtbar aufgeregt und sagte: „Sie lässt am besten alle Hemmungen fallen und erzählt ihm, wie furchtbar viel sie für ihn empfindet." „Oh ja, oh ja!", mischte sich die Romantik ein. „Und dann fällt sie vor ihm auf die Knie und fragt ihn, ob er sie heiraten möchte."

Das Herz schlug plötzlich ganz wild.

„So ein Quatsch!", rief der Hohn. „Der lacht sie doch nur aus. Was für eine absurde Idee, das kann wirklich nur von dir kommen, Romantik."

Die Zuversicht griff ein und sagte: „Vielleicht muss sie ja nicht gleich aufs Ganze gehen, aber ich glaube, wenn sie ihm von uns, ihren Gefühlen, erzählt, dann könnte er seine Entscheidung noch einmal überdenken."

Die Trauer war schon von Anfang an am Weinen und schluchzte mit zitternder Stimme: „Ihr wisst genau, wie viel Angst sie hat, ihre Gefühle preiszugeben. Das wird sie niemals tun. Lieber leidet sie still vor sich hin, als sich vor ihm zu blamieren."

„Da kennst du sie aber schlecht!" rief die Kraft mit lauter Stimme. „Sie macht das nicht aus Angst, sich zu blamieren, sondern weil sie zu stolz ist und stark sein will und auf keinen Fall möchte, dass jemand aus Mitleid bei ihr bleibt."

Der Mut nickte zustimmend.

„Vielleicht sollte sie ihn einfach fragen, was er empfindet?", flüsterte das Vertrauen leise.

„Manchmal sind die wichtigsten Fragen die, die man lieber nicht stellt", sagte die Angst.

Der Mut schüttelte nur traurig den Kopf, weil er diese Aussage der Angst nicht verstehen konnte.

So ging es eine lange Zeit, und die Seele war sehr bedrückt, weil die ganzen Gefühle so durcheinander waren und alle so verschiedene Ansichten hatten. So sehr sie auch diskutierten, sie fanden keine Lösung.

Die Liebe aber stand die ganze Zeit vor der Tür zur Herzkammer und hörte den anderen Gefühlen zu. Direkt hinter ihr standen die Weisheit und der Glauben. Zusammen traten sie ein. Die anderen Gefühle verstummten, als sie die drei sahen. Ihre Blicke richteten sich auf die Liebe, wie sie da stand, so wunderschön und lächelnd, obwohl ihr die Tränen über die Wangen liefen.

„Liebe Gefühle", sagte sie, „ich bin euch so dankbar, dass ihr mir helfen wollt und jeder von euch hat recht mit dem was er gesagt hat. Aber für mich, die Liebe, gibt es keine guten Ratschläge. Es gibt kein Richtig und kein Falsch, und auch wenn mir mein guter Freund, der Verstand, sagt, ich muss es so oder so machen, mache ich es doch immer wieder anders. Ich brauche euch alle, alle Gefühle, die da sind, und je mehr ihr bei mir seid, umso stärker bin ich." Die Weisheit, die direkt hinter der Liebe stand, lächelte und legte ihr sanft die Hand auf die Schulter. „Doch egal, was heute passieren wird, ob der Wahnsinn mich heute packt, der Mut, die Kraft oder auch die Angst, vielleicht auch die Trauer, der Hohn, die Zuversicht oder auch die Ungeduld, ich werde das machen, was für uns das Richtige ist, auch wenn es sich vielleicht in manchen Momenten nicht richtig anfühlt. Wir alle zusammen dürfen nur eines nicht verlieren – unseren Glauben an uns selber und an uns – uns Gefühle."

Die Liebe drehte sich um und ergriff mit der anderen Hand die Hand vom Glauben.

So standen sie da. Die Liebe mit der Weisheit und dem Glauben an der Hand und die anderen Gefühle dicht davor – und als die Seele die Gefühle so eng zusammen und so verbunden sah, wusste sie, egal was passiert, egal ob gut oder schlecht, solange die Gefühle zusammenhalten in aller Stärke, so wie jetzt, werden sie alles überstehen.

Marco, der waschechte Berliner mit Kodderschnauze, und eigentlich hart wie Stein, war zutiefst gerührt. Er nahm mich in den Arm und küsste meine Stirn. „Ach Kleene“, sagte er, „du weeßt schon, dass ick dir liebe, wa?“ Er ließ mich gar nicht mehr los. Diese Seite von mir kannte er noch nicht. Er hatte mich als knallharte Vertriebsfrau im Außendienst kennengelernt und mich auch deswegen geliebt. Eine Frau auf Augenhöhe, die unabhängig und voller Elan war. Was ich erreichen wollte erreichte ich. Ich war verdammt gut im meinem Job. Ich hatte ein Supereinkommen und einen Firmenwagen mit Tankkarte vor der Tür. Aber tief drinnen war ich eben doch anders. Ich war doch irgendwie das Mädchen, das noch immer von ihrem Prinzen träumte und jedes Märchen kannte. So sind wohl viele von uns. Nach außen hin erfolgreich und knallhart, aber weinen, wenn sie „Arielle, die Meerjungfrau“ sehen.

Ich hatte ihn mit der Geschichte tief in meine Seele sehen lassen. Ich konnte so damit besser klarkommen, dass er gehen musste. Es tat mir gut, meine Gefühle niederzuschreiben und endlich auch der sanften Seite von mir Zutritt zu meinem Leben zu gewähren, und ich war überrascht, wie positiv meine Umwelt damit umging.

Ursprünglich war geplant, dass er für ein paar Monate fort sein würde. Am Tag vor seinem Flug bin ich noch einmal zu ihm nach Hause gefahren. Ich war verzweifelt, am liebsten hätte ich gewollt, dass er hierbleibt. Wie es auf der Fahrt zu ihm in mir aussah, beschrieb ich wieder auf meine Art.

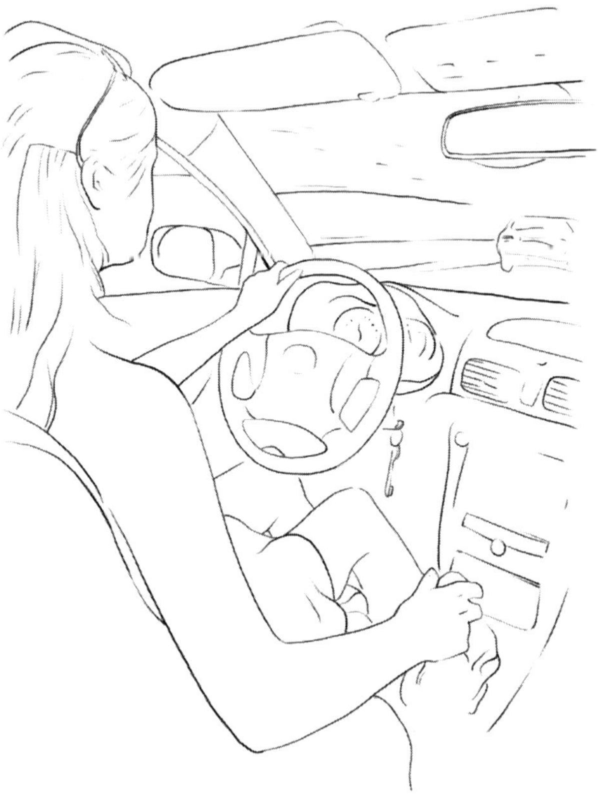

Der Wahnsinn, oder: Manche Argumente müssen kürzer als andere sein

Der Liebe ging es sehr schlecht, sie war seit Tagen sehr blass und ruhig und verbrachte die meiste Zeit alleine in der Herzkammer. Sie wusste, dass er noch in der Stadt ist, aber sie ignorierte seine Bitte, sie noch einmal zu sehen, und ging nicht mehr ans Telefon, wenn er anrief, denn sie wollte es sich nicht noch schwerer machen. Stattdessen erinnerte sie sich schmerzvoll an die schöne Zeit. Die Vernunft und die Logik gaben ihr recht in ihrem Verhalten, denn sie hielten viel von diesen Selbstschutzmaßnahmen.

Die anderen Gefühle versuchten die Liebe aufzuheitern. Die Romantik brachte ihr einen wunderschönen Strauß Blumen, die Heiterkeit schlug vor ihr Purzelbäume, die Vernunft hatte einen Ratgeber über Liebeskummer besorgt und las ihr daraus vor, die Fürsorge und das Mitleid brachten ihr Schokolade und Kakao, aber keiner konnte der Liebe helfen.

Die Seele kam in die Herzkammer und sagte zu der Liebe: "Du vermisst ihn sehr, oder?" Die Liebe blickte traurig zur Seele, und weil sie den anderen Gefühlen nicht noch mehr zur Last fallen wollte, antwortete sie „Macht euch keine Sorgen, es geht mir gut“ und kreuzte heimlich die Finger hinter ihrem Rücken.

Natürlich sind sich alle Gefühle sehr verbunden, jedoch gibt es einen, der immer noch ein Stück näher bei der Liebe ist als alle anderen, der die Liebe vergöttert und unabdingbar zu ihr gehört, und das ist der Wahnsinn. Er beobachtete die Liebe schon die ganze Zeit, und als er sie jetzt mit gekreuzten Fingern vor der Seele stehen sah, merkte er, wie die Wogen seines Ichs anfingen überzuschäumen. Der Wahnsinn brach aus sich heraus, und wenn das passiert, dann kann ihn keiner halten. Er rannte zur Erotik und rief: “Zieh dich an! So sexy wie du noch nie ausgesehen hast!“ Die Erotik, die immer zu allen Schandtaten, die der Wahnsinn vorschlug, bereit war, holte das kurze schwarze Kleid hervor, das mit dem tiefen Ausschnitt, und streifte die schwarzen, offenen High Heels über. Sie bürstete schnell ihre langen blonden Haare und trug den roten Lippenstift auf. „Hast du nicht ein entscheidendes Kleidungsstück vergessen?“, fragte die Keuschheit „Oh nein!“, lachte die Erotik mit verruchter Stimme, zwinkerte der Keuschheit zu, verließ den Raum und schloss sie darin ein. Dann rannte sie dem Wahnsinn hinterher, der schon dabei war, die Logik und die Vernunft zu fesseln. Die beiden versuchten gar nicht erst, sich zu wehren, denn sie wussten, dass sie gegen ihn keine Chance hatten. Jeder, der ihn sah, wusste es – so wie er da stand voller Kraft und Mut und bereit, alles zu tun für das ihm wichtigste Gefühl – die Liebe.

Er rannte weiter in die Herzkammer, nahm die Liebe an die Hand und sagte: „Du weißt, wie viel Macht ich habe, also ziere dich jetzt nicht! Wir werden uns das Versprechen holen, was du brauchst, um wieder glücklich zu sein!" Die Liebe vergaß in diesem Moment all ihre Zweifel und ließ sich mitreißen. So fuhren sie los, die Liebe mit dem Wahnsinn und der Erotik, und sie waren schnell, denn wenn der Wahnsinn einen treibt, ist man immer schneller als in anderen Momenten.

Als die drei am Ziel angekommen waren, hielt die Liebe sich etwas zurück und ließ dem Wahnsinn und der Erotik freien Lauf. Die beiden wussten genau, was sie da taten. Der Wahnsinn konnte sich nach einiger Zeit etwas beruhigen, die Erotik allerdings war jetzt die Herrin im ihrem Element und spielte ihre Macht aus, ohne alle Regeln und natürlich ohne die Vernunft, denn die war ja gefesselt und konnte nicht eingreifen.

Als die drei später zurück in die Herzkammer kamen, warteten die anderen Gefühle schon gespannt.

Der Mut hatte die Logik und die Vernunft befreit und die Neugierde hat, weil sie ja immer in alle Räume gucken musste, auch die Keuschheit wieder aus ihrem Zimmer gelassen. Sämtliche Gefühle sahen die Ausreißer erwartungsvoll an.

Die Erotik sah jetzt besonders süß aus mit ihrem verschmiertem Lippenstift, den verwuschelten Haaren und dem verruchten Lächeln und schlenderte lasziv in die andere Ecke des Raumes. Der Wahnsinn verschränkte die Arme, sah ihr anerkennend hinterher, grinste und sagte: „Manchmal müssen einige Argumente eben kürzer sein als andere!“ Die Liebe wurde knallrot, setzte sich auf das Herz und lächelte.

„Was hat er gesagt?“, fragte die Seele sanft. „Er hat mir versprochen, zu mir zurück zu kommen, in ein paar Wochen und dann werden er und wir unsere Geschichte neu schreiben“, sagte die Liebe.

Ihre Augen füllten sich mit Tränen, aber dieses Mal nicht aus Trauer, sondern aus Glück, und die Gefühle merkten einmal wieder, wie wichtig es ist, jedem von ihnen den täglichen Platz im Leben einzuräumen, auch wenn der Wahnsinn einen manchmal erschrecken kann, am Ende braucht man vielleicht gerade ihn, um sein Ziel zu erreichen.

Natürlich fuhr Marco trotzdem nach Dubai und ist auch bis heute, gut zwei Jahre später, nicht zurückgekommen. Wir haben lockeren Kontakt, schicken uns ab und zu E-Mails und telefonieren manchmal, aber er berührt mich schon lange nicht mehr. Ich hoffe, dass er glücklich ist, dass es ihm gut geht, dass wir irgendwann mal wieder einen Kaffee zusammen trinken und er „Na meine Kleene“ zu mir sagt.

Glücklich alleine

Ich dachte zu dieser Zeit viel über den Sinn des Lebens nach. Darüber, was und aus welchen Gründen passiert, und ich lernte mich neu kennen.

Auch wenn Marco jetzt weg war ging es mir gut. Ich hatte die Trennung überstanden und war weiterhin erfolgreich in meinem Job. Ich hatte endlich wieder angefangen, zu leben, und nahm dieses Leben in seiner ganzen Kraft wahr.

Ich genoss das Zusammensein mit meinen Kindern. Wenn sie bei Sascha waren, unternahm ich viel mit meinen Freundinnen. Ich lachte und tanzte, ging zum Sport und fühlte mich wohl. Ich schrieb Gedichte und Kurzgeschichten und war das erste Mal seit Jahren wirklich glücklich. Glücklich mit mir selber. Glücklich darüber, dass kein Mann da war, dem ich Rechenschaft dafür ablegen musste, was ich tat. Kein Mann, der rülpsend und Chips essend auf der Couch lag. Darüber, dass ich nicht stumpf in den Fernseher glotzen musste, weil man sich ja sowieso nichts mehr zu sagen hatte, und darüber, dass ich niemandem sagen musste, dass ich ihn liebe, obwohl ich es nicht fühlte.

Für viele Menschen und insbesondere für meine Freundinnen war das anscheinend befremdlich. Die meisten Menschen schienen ihr Lebensglück tatsächlich von einem anderen Menschen abhängig zu machen. Ich wurde zu den sonderlichsten Verkuppelungsaktionen eingeladen. Zu Treffen mit Freundinnen zitiert, wo dann – natürlich rein zufällig – der Single-Nachbar/ Kollege/ Bruder dieser Freundin auch anwesend war. Ich war meistens belustigt, manchmal aber auch etwas enttäuscht, denn im Grunde war es ja auch ein „nicht Ernstnehmen“ meiner Aussage, dass ich wirklich glücklich war. Glücklich mit mir.

Das sollte natürlich nicht heißen, dass ich der Männerwelt für immer abschwören wollte.

Da die Natur es nicht schlecht mit mir gemeint hatte und ich aufgrund meines Aussehens, trotz drei Kindern und mittlerweile 35 Jahren, anscheinend auf Männer noch eine große Anziehungskraft ausübte, wurde ich häufig eingeladen. Lange blonde Haare, große Brüste und die richtigen Rundungen – ich entsprach dem Klischee und war wiederum ganz anders.

Natürlich genoss ich die Aufmerksamkeit, die die Männer mir entgegenbrachten, nur verlor ich nach zwei bis drei Dates immer das Interesse. Der eine war mir zu albern, der andere zu langweilig. Es wurde mir schnell alles zu eng. „Warum reagierst du nicht auf meine SMS?“ „Warum hast du so wenig Zeit für mich?“ „Warum gehst du lieber mit deinen Freundinnen weg?“ Jede dieser Fragen löste in mir das Gefühl aus, eine Schlinge um den Hals gelegt zu bekommen, und leider stieß ich dann einige Anwärter gehörig vor den Kopf. Ich wollte mich nicht binden.

Trotzdem tat es mir immer leid. Ich verletze niemals jemanden absichtlich, ich konnte nur niemandem geben, was er von mir erwartete. So war ich zu dieser Zeit eben. Es lag auch sicher nicht an den Männern, sondern an mir, weil ich einfach zu lange für die Freiheit, die ich gerade so sehr genoss, gekämpft hatte. Obwohl sicher einige Traummänner dabei waren.

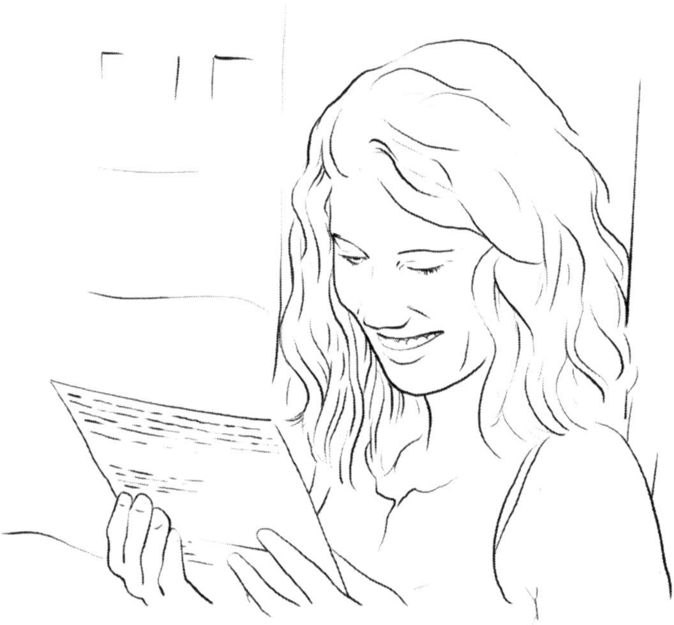

Der Traummann

„Warum machst du den Brief nicht auf?“, fragte die Neugierde. „Von wem kommt er denn?“

„Der ist von einem Traummann“, seufzte die Seele. „Von einem Mann, so wie wir uns ihn immer wünschten und so lange herbeigesehnt haben.“

„Ja, der Brief ist sogar handgeschrieben“, sagte die Romantik entzückt und klimperte mit den Wimpern.

„Dieser Mann ist großartig, bodenständig, lustig und kann einen sehr glücklich machen“, bestätigte die Vernunft und schüttelte enttäuscht den Kopf.

„Außerdem ist er so sexy, so gut gebaut und so stark“, hauchte die Erotik, die sonst sehr wenig mit Worten, sondern viel mehr mit ihrem Körper sprach. „Ja, er ist genauso wie wir ihn uns immer erhofft haben“, bestätigte die Seele die Aussagen der anderen. „Dann öffne ihn doch endlich!“, drängelte die Neugierde. „Genau!“, rief die Ungeduld, die inzwischen schon ganz nervös war. „Es wird uns aber so leidtun, ihn zu lesen“, sagte die Seele. „Warum denn das?“, fragte die Neugierde. „Wenn er doch ein Traummann ist, alles hat, was wir immer wollten, uns handgeschriebene Briefe schreibt, gut aussieht, und verliebt ist, warum wird uns das denn leidtun?“ Die Seele blickte rüber zur Liebe, die mit herunter baumelnden Beinen auf dem Herzen saß und die anderen beobachtete. „Ihr wisst

doch wie sie ist, unsere kleine trotzige Liebe", sagte die Seele lächelnd. „Wir kennen sie ja inzwischen lange genug, um zu wissen: Wenn sie jemanden nicht zurückliebt, dann müssen wir das akzeptieren, wir können ihr nichts befehlen und nichts erzwingen." „Also kein Traummann für uns?", fragte die Hoffnung. „Nein, nicht für uns, aber ganz sicher für eine andere", sagte die Seele. „Was passiert jetzt mit dem Brief?", fragte die Neugierde. „Den Brief wird am besten die Vernunft öffnen", entschied die Seele und reichte den Brief weiter zur Vernunft. „Ja, ich lese ihn und werde ihn dann zusammen mit dem Mitgefühl beantworten", sagte sie.

Die Gefühle waren alle etwas bedrückt, aber nicht verwundert, denn das kannten sie schon von der Liebe, die noch immer auf dem Herzen saß und mit ihren Gedanken schon wieder ganz woanders war.

Der Mann, der so anders war

Nachdem Daniel meine Geschichten gelesen hatte, erklärte er sich sofort bereit, das Buch zu illustrieren. Auch für sich sah er darin eine Chance.

Daniel studierte seit mittlerweile elf Jahren Grafik-Design in Köln und arbeitete als Teilzeitkraft in einem Sportgeschäft. Zwar machte er nebenbei hier und da etwas in der grafischen Richtung, aber nicht wirklich erfolgreich.

Ich teilte dem Verlag mit, dass ich einen Illustrator gefunden hatte, und wir fingen an, uns auszutauschen. Wir hatten einen wahnsinnig intensiven E-Mailverkehr. Er bekam seinen Vertrag, und irgendwann erfolgte unser erstes Telefonat. Es dauerte über vier Stunden – und wir haben keine Sekunde davon über das Buchprojekt gesprochen.

Daniel erzählte von seiner Kindheit und von seinem Werdegang, der mich schmunzeln ließ. Er war so unbeholfen. Ein Jahr älter als ich, aber er erschien mir so weltfremd.

Er war komplett anders als die Männer, die ich kannte. Die erfolgreich im Job standen, ihre Familien versorgten und immer einen lockeren Spruch auf Lager hatten. Männer wie Sascha oder Marco.

Er erzählte von seiner Freundin, die starke psychische Probleme hatte und an einer Essstörung litt, wodurch sie eine Kiloanzahl auf die Waage brachte, die mich, obwohl ich auch einige Rundungen hatte, schlucken ließ. Daniel erzählte mir, wie unglücklich er in seiner Beziehung zu ihr war, dass es schon über ein Jahr keinerlei Körperlichkeit zwischen den beiden mehr geben würde und davon, dass er so gerne etwas anderes machen würde. Dass er gerne endlich leben würde.

Ich lachte und sagte ihm: „Dann mach es doch! Leben geht ganz einfach, man muss sich nur trauen!“ Ich hatte in diesem Moment noch keine Ahnung davon, wie sehr genau dieses Thema mein Leben in den nächsten Monaten beeinflussen würde.

Ab diesem Tag telefonierten wir täglich. Stunde um Stunde. Wenn wir nicht telefonierten, dann schrieben wir miteinander, und er machte die ersten Zeichnungen. Ich war begeistert. Ich hatte das Gefühl, Daniel sieht mir in meinen Kopf. Ich erklärte ihm eine Figur aus meiner Geschichte und er brachte sie zu Papier. Er zeichnete meine Worte.

Er war nicht gefährlich für mich. Vierhundert Kilometer entfernt und mit einer Freundin an seiner Seite. Trotzdem flirteten wir ab und zu. Warum auch nicht? Daniel tat mir leid, weil er oft so unglücklich in seinem Leben erschien, und ich merkte, dass es ihm gut tat, von mir etwas Bestätigung zu bekommen. Außerdem wollte ich ja schöne Zeichnungen für mein Buch haben, was war also falsch an ein paar kleinen Flirtereien?

Aber auch er tat mir gut. Ich wurde von ihm nicht bedrängt wie von manchen anderen Männern, die ich kennenlernte. Männer, die mich sofort, nachdem sie meinen Namen kannten, nach meiner bevorzugten Sex-Stellung fragten, oder danach, ob ich nach dem Blasen auch schlucken würde. Manche Männer hatten ein Selbstbewusstsein, das war unfassbar. Mich trieb man mit solchen Fragen sofort davon. Mit solchen Männern konnte ich nichts anfangen.

Daniel und ich lachten viel und bauten alleine über unsere E-Mails und die Telefonate ein Vertrauensverhältnis auf, was ich so nicht kannte. Nach zwei oder drei Wochen schickte er mir Fotos von sich. Ich war nicht überrascht, dass ich Bilder eines Mannes vor mir sah, den ich auf der Straße niemals angesehen hätte.

Er wirkte wie der ewige Student. Unscheinbar, mit Brille und kaum noch Haaren auf dem Kopf. Die Männer meines bisherigen Lebens waren anders. Sie waren cool, gutaussehend, mehr oder weniger, aber alle hatten ein gewisses Standing. Sie mussten groß und breit sein. Ich mochte das Gefühl, beschützt zu werden. Daniel wirkte so, als müsse er selber beschützt werden. So als müsse man ihn an die Hand nehmen und ihm die Welt zeigen. Er wirkte wie ein kleiner Junge, aber seine Ansichten und seine Träume berührten mich. Ich hatte das Gefühl, ihm helfen zu müssen, und ich fühlte mich mit ihm auf eine besondere Art und Weise vertraut.

Wenn er mir von seinem Alltag erzählte, hörte ich seine Unzufriedenheit heraus. Das Leben, welches er führte, erschien mir selber so wenig lebenswert, so grau. Das war auch das, was er von sich selber sagte. Er sagte “Ich bin so grau und meine Welt ist grau“ und er sagte „Du bist pink und bunt“.

Er hatte recht. Mein Leben war bunt und ich war dankbar dafür. Was nicht heißt, dass mein Leben leicht war. Ich hatte genauso den Druck, den alle Alleinerziehenden haben. Finanziell, beruflich, und auch die Kinder kosteten oft meine Nerven. Aber ich liebte mein Leben, genauso, wie es war. Wenn man positiv an Dinge heran geht, dann gelingen sie viel einfacher. Das war mein Motto und ich setzte es auch um.

Daniel erzählte mir alles, jede Kleinigkeit aus seinem bisherigen Leben, und nach kurzer Zeit wusste ich alles über seine Freunde, Eltern und Arbeitskollegen, und über seine Freundin Carmen. Ich versuchte, ihm Tipps zu geben, wie er seiner Beziehung neuen Schwung geben könnte. Schlug ihm vor, mit Carmen einen Wochenendtrip zu machen, Massagen, Blumen. Irgendetwas, was für beide gut wäre, doch er winkte ab. Für ihn schien die Beziehung vorbei, und ich hörte auf, mir über sie Gedanken zu machen. Schlimmer noch – sie hörte auf, für mich zu existieren.

Daniel weckte mich morgens mit einer SMS, begleitete mich mit Anrufen und Nachrichten durch den Tag und wir gingen nicht schlafen, ohne uns gegenseitig per Kurznachricht „gute Nacht“ gesagt zu haben.

Er erfand Kosenamen für mich. Ich wurde zur Traumzauberin und zur Regenbogenfrau. Es wurde normal, dass er ständig in irgendeiner Weise präsent war, und er gehörte nach kurzer Zeit zu meinem Tagesablauf wie das morgendliche Kaffee trinken.

Daniel und ich fingen an, herumzuspinnen. Er brachte mich ständig mit seiner Versponnenheit zum Lachen. Er malte mir Trolle und Elfen und ich musste mich nicht schämen, wenn ich ihm Geschichten von Fabelwesen erzählte, die in meinem Kopf waren. Wir saßen stundenlang am Telefon und redeten.

Wir hatten dieselben Kinderbücher in den Regalen und liebten dieselben Filme. Er war genauso fantasievoll wie ich, mit dem Unterschied, dass er es nicht versteckte, so wie ich es lange getan hatte. Ich fing an, mehr in ihm zu sehen: Einen vertrauten Spinnerfreund in einer viel zu ernsten Welt. Ich wollte ihm dafür danken und schrieb ihm:

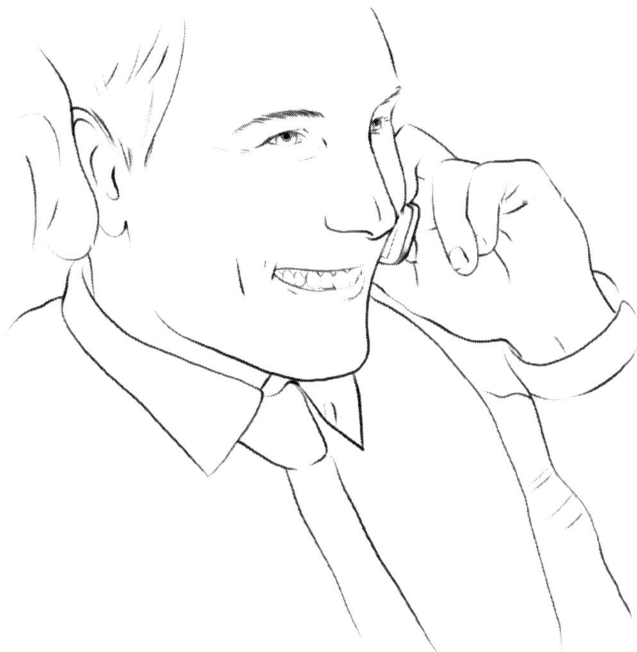

Ohne Fantasie hat alles keinen Sinn

„... und dann stellt euch mal vor, ihr geht durch den Wald und plötzlich guckt ein Troll aus einem Astloch, oder ihr seid im Supermarkt und ein riesiger Schwarm geflügelter Zebras kommt herein geflogen und stürzt sich auf die Fruchtzwerge und dann sind keine mehr da“, sagte die Fantasie ganz aufgeregt mit hochrotem Kopf und schlug vor Freude ein paar Purzelbäume quer durch die Herzkammer. Die anderen Gefühle sahen die Fantasie wie immer belustigt an und freuten sich über dieses kleine, quirlige Gefühl, das sie immer zum Lachen brachte. Die Fantasie grinste über das ganze Gesicht, ließ sich Flügel wachsen und sagte: “Ich fliege mal eben zum Mond!“

„Nun bleib aber mal auf dem Teppich“, hörten die Gefühle auf einmal eine laute, wütende Stimme. Sie kam von der Ernsthaftigkeit, die wütend in die Richtung der Fantasie sah. „Ich habe keine Lust mehr auf deine dauernden Geschichten über Dinge, die es nicht gibt, und ich denke ich stehe damit nicht alleine da! Du bist keine fünf Jahre mehr alt und so langsam solltest du lernen, dich anzupassen. Durch dich kommen wir immer wieder in Schwierigkeiten und dazu habe ich keine Lust mehr.“ „Genau!“, rief der Neid, der immer sofort zur Stelle war, wenn es um Ärger ging und stellte sich demonstrativ neben die Ernsthaftigkeit. Die Fantasie sah erschrocken zu den beiden hinüber und das Lächeln erfror ihr im Gesicht.

„Außerdem solltest du dir mal überlegen, was das für uns anderen Gefühle bedeutet“, sagte die Ernsthaftigkeit. „Wir sind erwachsen und wollen alle irgendwann einmal unsere gemeinsam gesteckten Ziele erreichen. Ich denke darüber sind wir uns alle einig! Du hast diese Ziele gemeinsam mit uns beschlossen, und ich hoffe, du erinnerst dich daran! Weißt du sie noch oder hast du diese Ziele mal wieder in Zuckerwatte oder rosa Glitzerwolken verwandelt?“ Die Ernsthaftigkeit sah die Fantasie böse an.

„Natürlich kenne ich unsere Ziele“, sagte die Fantasie leise und zählte die Ziele auf, die die Gefühle vor einer langen Zeit gemeinsam festgelegt hatten: „Finanzielle Unabhängigkeit, Sicherheit, Gesundheit, Erfolg, ein Haus, Bildung und Geborgenheit“, sagte sie leise.

„Ich wundere mich wirklich, dass du die noch kennst, denn du tust alles dafür, dass wir einige dieser Ziele nie erreichen werden“, höhnte die Ernsthaftigkeit. „Sag mir, wie wir jemals jemanden finden sollen, der uns Geborgenheit und Sicherheit in emotionaler Hinsicht gibt, wenn du von Trollen und fliegenden Zebras sprichst. Da kann unser ‘Trumpf’, die Erotik, noch so kurze Kleider und noch so weit ausgeschnittene Blusen tragen, aber wenn du dann daher kommst und anfängst von Einhörnern, Monstern oder Zauberdrachen zu sprechen, dann wird jeder vernünftige Mann denken, dass wir eingesperrt gehören, sonst nichts!“ Die Fantasie stand in der Mitte der Herzkammer und ihre Augen füllten sich mit Tränen. Sie fühlte sich hilflos und ohnmächtig den Worten der Ernsthaftigkeit gegenüber, eine furchtbare

Trauer durchflutete sie und sie fragte: „Aber wie sollte ich denn anders sein? Ich weiß nicht wie es ist, anders zu sein, und ich mag es, so zu sein wie ich bin. Es ist mir egal, was die anderen denken, sagen oder wollen, denn ich kann nur so sein wie ich bin. Auch wenn ich versuche, anders zu sein, es geht nicht und das weiß ich! Vielleicht weiß ich auch, dass es nicht immer gut ist. Aber wenn ihr das wirklich wollt, dann arbeite ich an mir!", und die Fantasie brach weinend zusammen.

Das war der Moment, wo kein anderes der Gefühle mehr ruhig sein konnte. Jedem Gefühl steht es jederzeit frei, seine Meinung zu sagen, das ist eine Abmachung, an die sich jedes Gefühl zu halten hat. Und deswegen haben die Gefühle so lange geschwiegen und dem Dialog zugehört, aber die Fantasie jetzt am Boden zu sehen, brach ihnen das Herz.

„NIEMALS! NIEMALS! sollst du anders werden als du bist!", rief die Seele laut, ging zur Fantasie und half ihr beim Aufstehen. Jedes einzelne Gefühl trat hervor. Zuerst die Erotik, sie sagte in ernstem Ton und mit giftigem Blick zur Ernsthaftigkeit: „Ich kann noch so kurze Kleider tragen, aber ohne die Fantasie wäre ich ein Nichts!" Dann der Wahnsinn, der sprach: „Du bist meine Nahrung, ohne dich könnte ich nicht überleben." Dann die Liebe, die sagte: „Ich ohne Fantasie? Das ist mehr als unvorstellbar! Ohne Fantasie hat alles keinen Sinn!" So ging es eine ganze Zeit, und die Gefühle, eins nach dem anderen, begründeten die unsagbare Wichtigkeit der Fantasie.

Als alle Gefühle fertig waren und das Mitgefühl der Fantasie die Tränen getrocknet hatte, blickten sie geschlossen zur Ernsthaftigkeit und zum Neid, die nun alleine und abseits standen.

Die Seele, die sich inzwischen wieder beruhigt hatte, sprach: „Ihr beide seid euch hoffentlich im Klaren darüber, was ihr hier gerade getan habt?! Wir Gefühle gehören zusammen und bei manchen Menschen sind einige Gefühle ausgeprägter als bei anderen. Wir können alles erreichen was wir wollen, wenn wir zusammen halten und uns gegenseitig so akzeptieren wie wir sind. Vielleicht ist es nicht einfach, jemanden zu finden, der sich den Mut erhalten hat, genauso eine ausgeprägte Fantasie zu haben wie wir sie haben," und die Seele sah stolz zur Fantasie herüber, die inzwischen schon wieder lächeln konnte, „aber wir haben ja außerdem noch die Hoffnung und die Zuversicht und auch die beiden sind bei uns so ausgeprägt, dass ich niemals daran zweifeln werde, dass so etwas durchaus möglich ist. Ich hoffe, ihr beide seid da mit mir einer Meinung?"

Die Ernsthaftigkeit und der Neid sahen beschämt zur Seele und wurden sich ihrer unüberlegten Worte bewusst. Sie traten zur Fantasie und nahmen sie in den Arm. „Es tut mir so leid. Ich wollte dich nicht verletzen, aber ich bin eben manchmal so … 'ernst'", lächelte die Ernsthaftigkeit entschuldigend, und der Neid sagte: „Tu mir einen Gefallen, bitte. Breite deine Flügel aus und fliege zum Mond, und wenn du kannst, dann bringe mir rosarote Mondzuckerwatte mit, ja?"

Die Fantasie ließ sich das nicht zweimal sagen und flog laut Flügel schlagend davon.

Er liebte diese Geschichte und ich fühlte mich von ihm verstanden. Die Gespräche wurden intimer. Ich öffnete mich Daniel gegenüber wie keinem anderen Mann zuvor. Ich erzählte ihm Dinge, die ich selber längst vergessen hatte, und umgekehrt war es genauso. Ich erzählte von meiner Ehe, von meinen Kindern, von meiner ersten Liebe und von meinen schlimmsten Erlebnissen. Er hatte zwar nicht so viel zu erzählen wie ich, weil er viel weniger erlebt hatte, aber er schilderte jedes kleinste Detail. Wir fingen an, über Skype zu kommunizieren und sahen uns von da an jeden Tag per Videotelefonie.

Ich erinnere mich an einen Tag, an dem Sonja, eine gute Freundin von mir, zu Besuch kam. Wir wollten erst abends mit ein paar Freunden grillen und ich hatte Daniel noch auf Skype, als sie ankam.

Natürlich hatte ich ihr von ihm erzählt, und sie schlüpfte neugierig vor den Rechner, um ihn zu begrüßen. Ihre Reaktion sehe ich noch vor mir, als ob es gestern gewesen wäre: Sie war zwar vor der Kamera freundlich und stellte sich ihm nett vor, aber als sie mir gegenüber stand und somit für die Kamera nicht mehr sichtbar war, verdrehte sie die Augen und hielt sich die Hand vor den Mund, um nicht lauthals loszulachen.

Nachdem ich das Gespräch beendet hatte, sagte sie, noch immer grinsend: „Was willst du denn mit so einem? Der passt ja gar nicht zu dir! Das ist doch nicht dein Ernst, oder?“ Ich wurde richtig sauer, wie konnte man so oberflächlich sein? Später fragte ich mich selber: Was wollte ich mit so einem? Er passte gar nicht zu mir. Vielleicht aber auch mehr, als jeder andere jemals zuvor?

Daniel und ich arbeiteten an dem Buch, und irgendwann kam der Moment, an dem wir beide merkten, dass wir uns sehen wollten. Er schlug vor, in meine Stadt zu kommen. Mit der Bahn, denn er hatte kein Auto. Er hatte nicht einmal einen Führerschein. Ich nahm diese Tatsache einfach hin, obwohl in meinem Freundeskreis so etwas als komplett außergewöhnlich galt. Ich freute mich einfach darauf, ihn zu sehen.

Das erste Mal

Ich war bestimmt eine halbe Stunde zu früh am Hauptbahnhof und wahnsinnig aufgeregt. Ja, ich hatte richtig Angst davor, ihn in Natur zu sehen. Davor, dass er vielleicht doch ganz anders sein könnte, als ich hoffte.

Ich kaute nervös auf meiner Unterlippe und hibbelte von einem Bein zum anderen, als sein Zug einfuhr.

Als er dann die Treppen hochkam, war das ein sehr merkwürdiges Gefühl – so vertraut und doch so fremd. Ich beobachtete ihn und nahm jede Bewegung ganz genau wahr. Sein Gang war das, was mir am stärksten auffiel. Seine Schultern hingen nach vorn und er ging leicht schlurfend. Wenn ich jemals so gegangen wäre, hätten meine Eltern mahnend gesagt: "Mädchen, mach dich mal gerade!" Er machte sich nicht gerade, er ging wie jemand, der sich nicht gerade machen kann. Wie jemand ohne Rückgrat. Aber es störte mich nicht. Er war mir mittlerweile so vertraut, dass er auch einen Buckel hätte haben können.

Daniel war genauso aufgeregt wie ich. Wir begrüßten uns mit einem Kuss auf die Wange und er sagte: „Wie gut, dass du nicht auch noch pink riechst." Ich lachte, nahm wie selbstverständlich seine Hand und führte ihn zum Auto.

Er setzte sich auf den Beifahrersitz und atmete ein paar mal tief durch. „Ich habe es tatsächlich gemacht“, sagte er und sah mich stolz an. Auf meinen irritierten Blick hin fuhr er fort: „Ich bin noch nie im Leben alleine so lange mit der Bahn gefahren. Einfach so in eine andere Stadt. Das ist für mich eine Riesensache!“ Ich lachte, ich habe nicht ernst genommen, was er da sagte. Heute weiß ich, es war sein bitterer Ernst. Es war für ihn eine Riesensache.

Wir gingen etwas essen und die Aufregung legte sich. Wir lachten genauso viel wie am Telefon, und ich merkte, wie er mich ansah. Ich war mir meiner Wirkung auf ihn vollkommen bewusst, und das gab mir das Gefühl, überlegen zu sein.

Daniel war nicht doof, ganz im Gegenteil, aber er wirkte noch immer so unbeholfen. Er wusste eine Menge über meine Stadt, so als hätte er vorher alles auswendig gelernt, was es zu wissen gab, und er brachte mich mit seinem trockenen Humor ständig zum Lachen.

Später fuhr ich mit ihm zum Beachclub ans Wasser. Im Auto drehte ich die Musik voll auf und sang lauthals mit. Ich konnte nicht anders, sowie ich Musik höre singe ich mit. Laut und falsch. Er sah mich an wie eine Außerirdische. „Machst du das immer so?“, fragte er. „Klar! Immer!“, antwortete ich grinsend, und er sagte: “Das ist ja furchtbar! Hör bitte nicht auf!“

Im Club legten wir uns auf große Kissen, tranken unsere Latte Macchiato, und irgendwann wechselte ich die Position und legte meinen Kopf auf seinen Bauch. Es fühlte sich so normal an. So, als ob mein Kopf genau da hin gehörte. Er nahm meine Hand und streichelte sie. Ich weiß nicht mehr wie lange wir so dalagen und unsere Hände sich festhielten. Wir redeten auch nicht. Es war nicht nötig. Es war alles gesagt.

Als ich ihn abends zurück zum Bahnhof brachte, standen wir uns lange schweigend gegenüber. Irgendwann sagte ich: „Los! Geh jetzt! Sonst muss ich dich leider küssen und das wäre nicht gut!" Er nickte. Ich lächelte ihn an, drehte mich um und ging zu meinem Auto. Ich wusste ganz genau, dass er wieder kommen würde.

Später bekam ich eine SMS: „Gut, dass du mich nicht geküsst hast! Verdammt! Hättest du mich doch geküsst!"

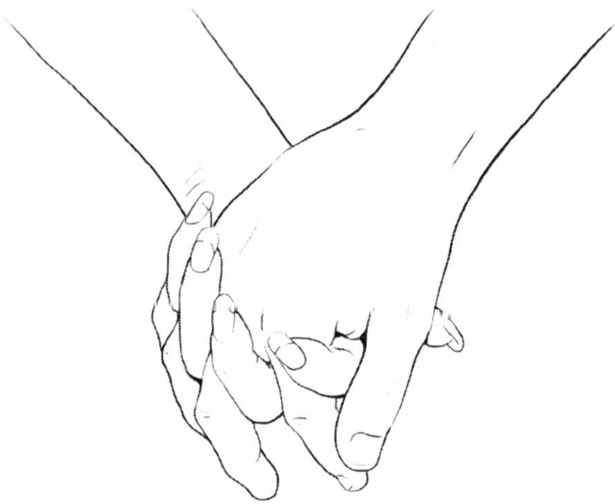

Der Anfang vom Anfang

Es ging weiter wie bisher. Jede freie Minute wurde telefoniert oder geschrieben, und wenn nichts von beidem, dann wurde aneinander gedacht. Ich trug mein Handy durchgehend bei mir und er schickte mir Wortspielereien, Bilder und Songtexte.

Ich lächelte, wenn ich an ihn dachte, und noch mehr, wenn ich ihn hörte, und nach zwei Wochen war er wieder bei mir. Er kam Freitag an – und uns beiden war klar, dass es diesmal nicht beim Händchenhalten bleiben würde.

Ich nahm ihn mit zu mir. Die Kinder waren bei Sascha, und wir haben in meiner Küche gekocht. Wir alberten herum, hörten dabei Musik und tanzten. Irgendwann setzte ich mich auf die Arbeitsplatte und er stellte sich vor mich. Ich lachte ihn an. „Darf ich dich bitte küssen?", fragte er leise. Ich nickte. „Nichts lieber als das!" Dann nahm er meinen Kopf in seine Hände und küsste mich. Er gab mir den Kuss, der sich über Wochen aufgebaut hatte. Daniel küsste mich so voller Liebe und Leidenschaft, dass ich dachte, meine Welt bleibt stehen. Ich bin noch nie in meinem Leben so geküsst worden.

Nach dem Essen saßen wir in im Wohnzimmer und redeten. Wir tranken Rotwein vor dem Kamin. Er sagte: „Erst jetzt weiß ich, was das Wort wundervoll bedeutet. Du bist wundervoll, denn du bist voller Wunder." Und er küsste mich wieder. Wir hörten gar nicht mehr auf. Ich begann, ihm sein T-Shirt auszuziehen – und er stockte. „Ich habe Angst davor, dass ich dir nicht gefalle“, sagte er. „Ich bin kein schöner Mann.“ Aber ich lächelte ihn nur an und zog ihm das T-Shirt über den Kopf. Es war mir egal, dass er einen Bauch hatte und behaart war. Er war sogar sehr behaart. Normalerweise mochte ich so etwas gar nicht. Haare auf dem Rücken, dem Bauch, den Oberarmen. Aber wie könnte er mir nicht gefallen? Mir war in diesem Moment klar: Ich hatte mich von vorne bis hinten und oben bis unten in diesen Mann verliebt.

Wir liebten uns im Wohnzimmer – auf der Couch, dem Sessel, dem Boden. Später in meinem Schlafzimmer, und zwar die ganze Nacht. Zärtlich, leidenschaftlich und vertraut. Es war der Anfang vom Anfang.

Daniel blieb das ganze Wochenende. Carmen war ohne ihn in den ursprünglich zu zweit geplanten Urlaub gefahren. Er hatte sie darum gebeten, und es damit begründet, dass er durch sein Studium so eingebunden wäre und er außerdem noch einem Freund versprochen hätte, eine längere Radtour zu machen.

Ich wunderte mich nicht mehr über das komische Verhältnis der beiden. Für mich war klar, dass Carmen für die Beziehung zwischen Daniel und mir keine Bedeutung mehr hatte.

Wir lachten, aßen, und liebten uns wieder und wieder. Es ging das ganze Wochenende so. Wir waren wie zwei kleine Kinder, und irgendwann sagte er: „Ich glaube, ich fange gerade erst an zu leben.“

Als er am Sonntag wieder wegfuhr, habe ich geweint. Er nahm mich in den Arm und küsste meine Stirn. „Mach dir keine Sorgen und zweifle nicht an mir“, sagte er, und ich glaubte ihm. Ich zweifelte keine Sekunde daran, dass es ihm genau so ging wie mir. In der nächsten Woche schrieb ich ihm:

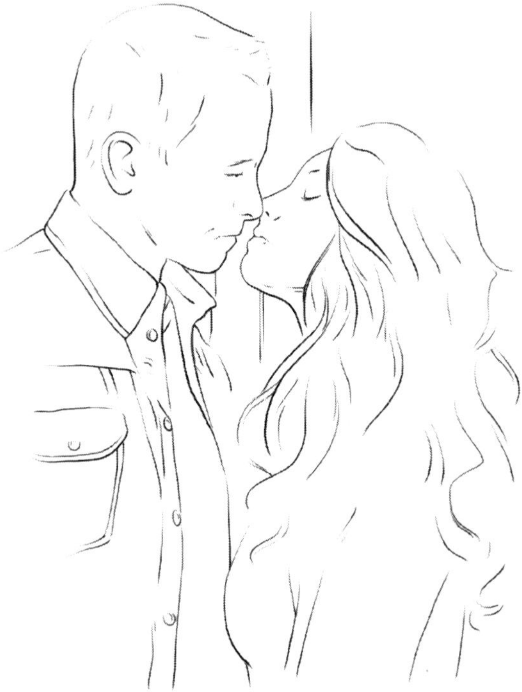

Schönheit und Schmerz

Die Seele suchte die Liebe schon den ganzen Morgen. Sie suchte in der Herzkammer beim Herzen, sie suchte beim Wahnsinn und bei der Romantik, doch sie fand sie nirgends. Als sie schon ganz aufgeregt war, weil die Liebe nie ging, ohne sich zu verabschieden, sah sie noch einmal im Garten bei den Rosen nach, und dort fand sie sie endlich.

Die Liebe stand bei den wunderschönen Blumen und guckte in den blauen Himmel.

„Ich habe dich schon die ganze Zeit gesucht“, sagte die Seele zu der Liebe und wollte sie grade ein wenig ausschimpfen. Da fiel ihr auf, dass die Liebe sehr nachdenklich wirkte. „Was hast du?“, fragte die Seele leise. „Ich bin mir über etwas klar geworden“, antwortete die Liebe. „Über was denn? Stimmt etwas nicht?“, fragte die Seele. „Uns geht es doch zurzeit sehr gut, oder sehe ich das falsch? Wir haben alle Gefühle in der perfekten Balance und wir machen uns über nichts wirklich große Sorgen.“

„Du hast recht”, sagte die Liebe, „Aber wir sind alleine, falls dir das noch nicht aufgefallen ist.“ Die Seele lächelte. „Aber das liegt doch an dir, meine Kleine”, sagte sie sanft. “Warst du es nicht, die vor einiger Zeit stolz verkündete, dass wir ab jetzt alleine bleiben und uns nicht mehr wegen eines Mannes unsere Gefühle durcheinander bringen

lassen wollen? Und du warst auch die, die dem Herzen das Schloss verpasst hat, zu dem nur du den Schlüssel hast. Du trägst ihn ständig bei dir.“

„Doch, natürlich“, antwortete die Liebe, „Genau das habe ich gesagt und genau das haben wir ja auch getan. Ich war nicht mehr bereit, mich wegen eines Mannes zu verbiegen und ich bin auch sicher, dass das sehr gut für uns war. Denn wenn man sich ständig neu verliebt und für andere verdreht, nur um denen zu gefallen, und sein wirkliches ‘Ich’ zurücksteckt, dann ist man irritiert und liebt niemals wirklich. Aber ich glaube, genau jetzt ist der Moment gekommen, an dem ich bereit sein kann, wieder wirkliche Liebe zu empfinden. Nach all der Zeit.“ Die Seele sah die Liebe fragend an. „Dieses Mal ist es anders. Es ist nicht wie sonst, es ist nicht Hals über Kopf, es ist sehr tief und es ist leise. Es ist vertraut und es ist echt. Das ist es, was mich nachdenklich stimmt. Ich habe das erste Mal das Gefühl, dass es ‘echt’ ist“, sagte die Liebe. „Es fühlt sich an, als wäre es so bestimmt und ich wundere mich, dass ich es erst jetzt erkenne.“

Die Seele lachte laut auf. „Weißt du, meine kleine, trotzige Liebe”, sagte sie und grinste dabei, „wir kennen uns unser ganzes Leben und zu keinem Gefühl habe ich eine engere Bindung als zu dir. Denn wie du weißt, kann ich ohne dich nicht sein. Aber trotzdem sage ich dir jetzt einmal etwas. Du hast uns die ganzen Jahre sehr auf Trab gehalten, weißt du? Du hast den Wahnsinn herbei gerufen, die Erotik angestachelt und die Romantik sehr beansprucht. Du hast die Trauer aufrechterhalten, die Angst angespornt, die Fantasie beflügelt und alle anderen Gefühle ständig in irgendeiner Art und Weise beschäftigt. Wir hatten durch dich gute, aber auch schlechte Zeiten. Wir sind vorsichtig geworden und auch teilweise ängstlich. Wir haben aus unseren Fehlern gelernt, aber durch dich würden wir sie immer wieder machen." Die Seele fasste die Liebe nun an beide Hände und sagte sehr eindringlich: „Wenn es nun so sein sollte, dass wir uns wieder trauen, zu lieben – und mit 'wir' meine ich alle Gefühle, denn das machst du ja nicht alleine, das machen wir alle zusammen, so wie immer – und wenn es dieses Mal leise und echt ist, dann soll es so sein und vielleicht ist genau das der einzige und wirkliche Weg, mit allen Gefühlen im Einklang und mit allen Sinnen zu lieben?"

Die Liebe lächelte die Seele an und sagte: "Du hast recht und ich danke dir und den anderen Gefühlen, dass ihr immer hinter mir steht." Sie lächelte und zog den Schlüssel, den sie an einem Samtband um den Hals trug, aus dem Ausschnitt. „Ich werde jetzt gehen und das Schloss vom Herzen öffnen", sagte sie, drehte sich um und lief mit fliegenden Haaren los.

Die Seele blieb bei den Rosen stehen und betrachtete sie. Ihr wurde wieder einmal bewusst, warum die Liebe genau diese Blumen so liebte. Weil Schönheit und Schmerz hier so dicht beieinander liegen – genau wie bei der Liebe. Aber wenn es dieses Mal anders war, warum sollte nicht jetzt endlich die Schönheit überwiegen?

Genauso fühlte ich mich. Ich hatte Daniel mein Herz geöffnet, und nachdem ich ihm die Geschichte geschickt hatte, rief er mit gebrochener Stimme bei mir an.

Er erzählte mir, dass er mit Carmen, die inzwischen aus Mallorca wieder zurück war, geredet hätte. Der erste Schritt wäre getan. Zwar hätte sie es noch nicht so genau verstanden, aber das würde sie bald. Er müsse nur etwas deutlicher werden. Als ich ihn fragte, was er damit meinte, sagte er verwundert: “Hast du es noch immer nicht begriffen? Ich habe mich in dich verliebt! Ich habe mich von ganzem Herzen in dich verliebt!“

Zusammen, aber doch einsam

Die Wochen vergingen, und wenn wir es vor Sehnsucht nicht aushielten, dann setzte ich mich ins Auto und er sich in die Bahn, und wir trafen uns in der Mitte des Weges irgendwo in Deutschland. Verbrachten in fremden Städten einen Tag und nutzen mein Auto und Feldwege, um miteinander Sex haben zu können. Manchmal trafen wir uns auch für eine Nacht in einem Hotel.

Sex spielte von Anfang an eine sehr große Rolle. Wir erzählten uns unsere geheimsten Fantasien und stellten fest, dass sie sich ähnelten. Seine allerdings gingen oft auch ins Okkulte und Dunkle und ich war überrascht, wie dieser Mann, der durch mich das erste Mal alleine Bahn gefahren war und in seinem Leben noch keine wirklichen Erfolge verzeichnen konnte, in sexueller Hinsicht anfing, mich zu dominieren. Es war so, als würde er beim Sex ein komplett anderer Mensch werden.

Ich habe nie zuvor über Fesseltechniken oder Ansätze von S/M nachgedacht. Mit ihm war das alles ganz normal. Ich hatte ein so tiefes Vertrauen zu ihm, dass ich alles, wirklich alles, mit ihm ausprobiert hätte. Ich wusste, er würde mir niemals ernsthaft wehtun.

Wenn wir uns nicht sehen konnten, dann hatten wir Sex über Skype. Auch wenn Carmen nebenan im Wohnzimmer saß, oder aber wenn er auf der Arbeit war. Er beschrieb, wie er mich gerne vögeln würde, welche Stellungen, Orte, Situationen, und befahl mir, Fotos von mir zu schicken. Ich gehorchte. Dann wiederum zeichnete er mir Bilder von Feen, Trollen und vor allem Illustrationen für mein Buch – und ich war verzaubert.

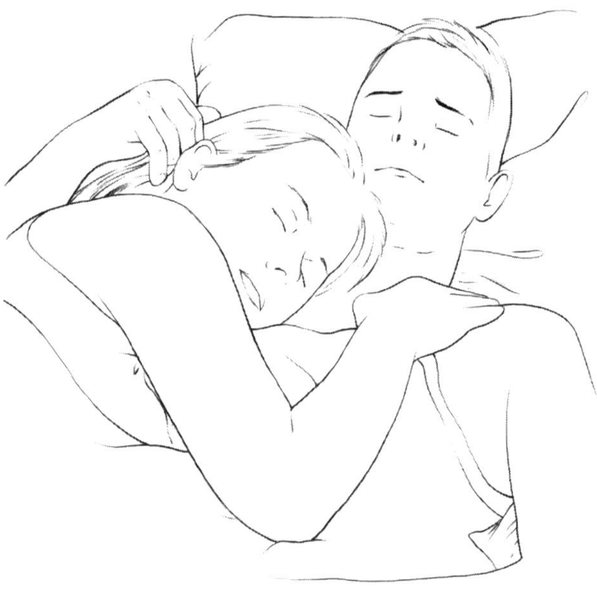

Wenn es nur …

Wenn es nur mein Körper wäre,
der dich vermisst.

Wenn es nur meine Haut wäre,
die nach deinen Händen schreit.

Wenn es nur meine Lippen wären,
die sich nach deinen Küssen sehnen.

Wenn es nur meine Ohren wären,
die deine Stimme brauchen.

Wenn es nur meine Fantasie wäre,
die durch deine beflügelt wird.

Wenn es nur mein Herz wäre,
das mit deinem im gleichen Takt schlägt.

Wenn es nur meine Seele wäre,
die in deine sieht.

Wenn es nur, wenn es nur …

Doch so ist es nicht!

Es ist viel mehr,

es ist

alles!

Ich veränderte mich. Ich ging ohne mein Handy nicht mehr aus dem Haus. Ich wundere mich, dass ich mir das Telefon nicht zwischen meine Arschbacken geklemmt habe, nur um auch wirklich keine Nachricht von ihm zu verpassen. Wenn ich bei Freunden war, konzentrierte ich mich nicht mehr auf unsere Gespräche, sondern schrieb nebenbei mit Daniel.

Einige sprachen mich auf diese Situation an und versuchten mir klar zu machen, wie merkwürdig ich mich verhalten würde. Sie wollten wissen, wie es weiter geht. Ich hatte keine Antwort. Normalerweise war ich eine Frau, die klare Ansagen machte. Bei Daniel konnte ich es nicht.

Ich zog mich zurück und fing an, in einer Zwischenwelt zu leben. Manchmal wachte ich aus dieser auf und merkte, dass unter meinem „Glücklich sein" auch Wut war. Ich war Abend um Abend alleine, und er lag mit Carmen im Bett. Sie durfte ihn bei sich haben, obwohl er sich doch vor ihr ekelte. Dann wiederum sagte ich mir, dass ich nicht sie sein möchte, denn ich wusste ja, wie sehr auch er litt. Wir litten beide unter

Sehnsuchtsstechen

Das Herz zog sich plötzlich zusammen und hatte furchtbare Schmerzen, ganz tief in sich drinnen. Es war voller Angst und schrie vor Schreck auf. „Was hast du?“, fragte die Seele aufgeregt, die sofort zur Stelle war und das Herz besorgt ansah. Auch die anderen Gefühle kamen eines nach dem anderen in die Herzkammer gerannt und versammelten sich mit besorgten Gesichtern um das Herz.

„Ich weiß nicht, was es ist“, sagte das Herz „Es sticht ganz furchtbar in mir und es hört einfach nicht auf! Ich kenne diesen Schmerz nicht und er erschreckt mich.“

Die Angst rief aufgeregt: „Oh je, nicht dass wir schwer krank sind. Wir sollten sofort ins Krankenhaus fahren. Wir müssen uns untersuchen lassen!“ Die Vernunft versuchte, die Angst und das Herz zu beruhigen: „Seht mal, nur weil unser Herz mal ein Stechen verspürt, heißt das nicht gleich, dass wir schwer krank sind! Jedes Herz sticht mal und du sollst nicht immer gleich das Schlimmste vermuten, liebe Angst. Denn wir wissen ja: Kein Übel ist so groß wie die Angst davor. Also bleibt erst mal ruhig.“

Die Romantik und das Verständnis streichelten das Herz liebevoll zur Beruhigung, und die Fürsorge holte schnell einen warmen Kakao und gab ihn dem Herzen Schluck für Schluck.

Die Gefühle überlegten zusammen, was dieses furchtbare Stechen wohl ausgelöst haben könnte. Hatten sie zu viel Sport gemacht? Hatten sie sich vielleicht erkältet oder in einer anderen Art und Weise nicht genug auf sich geachtet? Doch sie fanden keine Lösung.

Plötzlich fragte der Wahnsinn: „Sagt mal, wo ist eigentlich die Liebe? Gerade sie sollte doch hier sein, wenn es unserem Herzen nicht gut geht!" Die anderen Gefühle sahen sich um, doch die Liebe war nirgends zu entdecken.

Da lächelte die Seele und sagte zum Herzen und zu den anderen Gefühlen: „Ich sehe noch ein Gefühl außer der Liebe, was nicht hier bei uns ist. Ich denke, ihr könnt euch beruhigen. Ich glaube, ich weiß was das Stechen bedeutet. Ich bin gleich wieder da."

Die Seele verließ die Herzkammer und machte sich auf den Weg, um die Liebe und das andere Gefühl zu suchen, welches nicht mit in der Herzkammer war.

Wie erwartet fand die Seele die beiden unweit der Herzkammer im Raum der Träume. „Ihr beiden habt dem Herzen und uns anderen Gefühlen einen gewaltigen Schrecken eingejagt", sagte die Seele, als sie eintrat. Die Liebe und die Sehnsucht sahen die Seele erschrocken an. „Aber warum denn das?", fragten beide wie aus einem Mund. „Wir sitzen doch nur hier und träumen", sagte die Sehnsucht leise. „Ja, wir träumen und stellen uns vor, wie schön es wäre, wenn er hier bei uns wäre", sagte die Liebe. „Wir erinnern uns, wie sicher wir uns in seinen

Armen gefühlt haben und wie er uns über den Kopf gestreichelt hat“, sagte die Sehnsucht. „Ich vermisse es, ihn zu küssen und ich vermisse, wie er mich anfasst”, seufzte die Liebe traurig.

Die Seele sah die beiden lächelnd an und sagte: „Ich verstehe euch doch, wir alle vermissen ihn und leider ist es zur Zeit so, dass er nur selten bei uns sein kann, aber wenn er dasselbe für uns empfindet wie wir für ihn, dann werden wir ihn bald nicht mehr so schmerzhaft vermissen müssen. Versucht, stark zu sein, nicht nur für uns, sondern auch für ihn. Denn für ihn ist es auch nicht einfach, aber ich bin sicher, dass wir einen Weg finden werden. Jetzt tut mir einen Gefallen und seid nicht traurig, sondern freut euch auf die schönen Stunden und denkt voller Freude an die gewesenen, denn Trauer tut uns nicht gut. Ihr beide wisst anscheinend gar nicht, was für eine Macht ihr über die anderen Gefühle und das Herz habt, oder? Dem Herzen geht es nämlich gerade gar nicht gut. Ihr solltet mit mir in die Herzkammer kommen. Ich möchte euch und den anderen etwas erklären.”

Als die Liebe hörte, dass es ihrem Herzen schlecht ging, rannte sie los, und bei ihm angekommen, schmiegte sie sich eng an das Herz heran. Auch die Seele und die Sehnsucht waren kurz darauf wieder in der Herzkammer beim Herzen und den anderen Gefühlen.

Alle Gefühle sahen die Seele erwartungsvoll an, und sie sagte: „Liebes Herz, liebe Gefühle, wir brauchen uns keine Sorgen wegen des Stechens vom Herzen zu machen. Dafür gibt es eine ganz einfache Erklärung. Wenn die Liebe und die Sehnsucht – zwei unserer stärksten Gefühle – zusammen kommen, dann kann das für unser Herz schon einmal sehr unangenehm sein. Nicht umsonst heißt es, die Sehnsucht ist die Krankheit des schmerzlichen Verlangens, und wenn dann noch die Liebe so ausgeprägt ist wie unsere, dann kann es so schlimm werden, dass es anfängt zu stechen. Versteht ihr, was dieses Stechen bedeutet?"

Die Gefühle sahen sich gegenseitig fragend an, und die Angst fragte: „Wir sind nicht todkrank?" „Nein, wir sind nicht todkrank. Auch wenn es sich manchmal so anfühlt – das Stechen, was unser Herz spürt und was es so quält, hat einen Namen. Es ist ganz einfach und doch sehr schmerzvoll. Der Name ist Sehnsuchtsstechen."

Die Gefühle atmeten erleichtert auf, und auch das Herz fing an, sich zu entspannen. „Das heißt dann wohl, dass ich mich erst mal an diesen Schmerz gewöhnen muss, oder?", fragte es und sah die Liebe an. Sie lächelte und nahm die Sehnsucht an die Hand. „Ich befürchte schon", sagte sie. „Doch wir hoffen alle, dass du dich nicht mehr so lange quälen musst und wir beide, die Sehnsucht und ich, werden versuchen, das Sehnsuchtsstechen etwas zu mildern, indem wir mehr an die schönen Momente denken. Das versprechen wir dir."

Wo war ich hin?

Die Geschichte zwischen Daniel und mir ging mittlerweile über fünf Monate, und ich hatte immer mehr das Gefühl, auf der Stelle zu treten. Ich fing an, im Internet zu recherchieren und Seiten zu besuchen, auf denen andere Geliebte ihre Erfahrungen niederschrieben. Ich erkannte mich in vielen von ihnen wieder und dachte doch: „Bei uns ist es anders."

Das Bild, welches ich von den Männern hatte, die ihre Partnerinnen betrügen, passte nicht auf Daniel. Ich dachte, die typischen Betrüger wären erfolgreiche Geschäftsmänner, die Geld hatten und ihren Geliebten etwas bieten konnten. Daniel war genau das Gegenteil. Die Hotelrechnungen übernahm meistens ich, und mittlerweile fuhr er nicht mal mehr mit der Bahn, wenn er zu mir kam, sondern sicherte sich einen Platz bei der Mitfahrzentrale. Außerdem konnte ich trotz meiner Verliebtheit schon noch zeitweise klar sehen und mir war sehr wohl bewusst, wie die Menschen auf uns reagierten. Gerade Männer, die mich an seiner Seite sahen und dann Stirn runzelnd den Kopf schüttelten. Bei uns musste es also anders sein. Ich war der festen Meinung, dass er für mich vom Schicksal bestimmt war. Er war meine Dualseele, mein Seelenpartner, anders war das alles nicht zu erklären.

Trotzdem merkte ich, wie die Situation für mich immer schwieriger wurde. Daniel teilte seine Gedanken, seine Sehnsüchte und seinen Sex mit mir, er beteuerte, wie sehr er das Leben, das er führte, hasste, und wenn er über Carmen redete, dann wie über eine dumme kleine Schwester, aber keinesfalls wie über eine Lebenspartnerin.

Als ich ihn eines Tages fragte, ob er mal wieder über Sex mit ihr nachgedacht hätte, verzog er angewidert das Gesicht. „Ich kann die nicht anfassen!“, sagte er. Ich war erleichtert. Aber trotzdem war er nachts nicht bei mir. Ich war hin und her gerissen zwischen meiner Liebe, unserem Sex, Hoffnung, Wut und Sehnsucht, und ich verstand selber nicht mehr, wie ein Mann es schaffen konnte, mich so sehr zu beeinflussen. Ich zweifelte – und im nächsten Moment holte er mich mit Worten und den Bildern, die er mir malte, zu sich zurück – und ich dachte dann, diese Liebe ist so tief, unsere Gefühle sind so echt und alles wird gut werden, denn

Liebe ist alles

Es war mitten in der Nacht, als die Liebe zur Herzkammer schlich und sich sanft an das Herz schmiegte. Sie fühlte sich an keinem Ort der Welt so geborgen und so sicher wie hier, und auch das Herz genoss die stillen Stunden, wenn die beiden alleine waren. Sie brauchten nicht zu sprechen, denn sie konnten sich ohne Worte austauschen und spürten immer, was in dem anderen vor sich ging. Manchmal aber sprachen sie, weil Worte Gefühle unterstreichen können und ihnen die nötige Wichtigkeit verleihen, so wie auch in dieser Nacht.

„Du bist ganz schön tapfer, meine Kleine", sagte das Herz in der beruhigenden Stimmlage, die jeden, der sie hörte, sofort in Sicherheit wiegte. „Denkst du das wirklich? Ist es nicht eher so, dass ich alle Gefühle mal wieder in Aufruhr versetze mit meinen Taten und mit meinem Handeln? Ich weiß, dass ich für uns einmal mehr den Weg wähle, der ungewiss und voller Risiken ist und dass ich gerade dir und mir wieder großen Schaden zufügen kann", seufzte die Liebe. „Denkst du, du machst etwas falsch?", fragte das Herz, doch es kannte die Antwort schon. „Nein, niemals, denn wenn ich so fühle, wie ich es heute tue, dann kann es nur richtig sein", antwortete die Liebe und schmiegte sich noch näher an das Herz heran. „Aber ich schäme mich ein wenig, denn ich habe versprochen, uns nicht wieder in eine riskante Situation zu bringen, aber in manchen Momenten habe ich Angst davor, dass seine Gefühle nicht so stark sein könnten wie unsere."

„Mit Recht!", ertönte plötzlich eine Stimme aus dem Eingangsbereich und der Zweifel trat aus dem Schatten. „Du weißt doch, dass er nicht frei ist, oder? Du weißt, dass er nicht alleine ist, dass er eine Partnerin hat, und du weißt auch, dass wir das alles schon einmal hatten! Wir haben es damals viel zu lange mitgemacht und es tat keinem von uns Gefühlen gut, am wenigsten dir und dem Herzen."

Der Zweifel setzte sich zu der Liebe und dem Herzen und sah die beiden an. Er wirkte viel älter als die Liebe, was dadurch bedingt war, dass er immer grübelte und ständig die negativen Seiten aller Situationen beleuchtete und durchdachte.

Die Liebe nickte: „Natürlich ist mir das bewusst und ich weiß auch, dass es nicht fair ist, aber Gefühle sucht man sich nicht aus. Weder er noch ich. Wenn seine Gefühle zu der anderen Frau stark genug wären, dann wäre es niemals dazu gekommen, dass sich zwischen uns etwas hätte entwickeln können. So etwas passiert nun einmal, und wenn das passiert, dann kann man entweder versuchen, die Gefühle zu verdrängen, oder man stellt fest, dass sie sich nicht verdrängen lassen, und dann merkt man vielleicht, dass genau dieser Mensch zu einem gehört und stellt fest, dass man das Glück gefunden hat, egal wie schwierig die Umstände sind", erwiderte die Liebe voller Überzeugung, denn natürlich hatte sie viele Stunden damit verbracht, genau dieses Für und Wider abzuwägen.

Der Zweifel nickte und sagte: „Mir ist klar, dass ich bei dir mit meinen Argumenten nicht viel ausrichten kann, denn wie wir alle wissen, bist du das stärkste von uns Gefühlen, aber ich weiß auch, dass du leidest. Du leidest darunter, ihn nicht sehen zu können, du leidest an der Sehnsucht, du leidest an der Demütigung, wenn er dich versteckt, und du leidest bei dem Gedanken daran, dass er abends nicht neben dir, sondern neben der anderen Frau liegt. Ich weiß, dass es so ist und ich hoffe, dass du dieses Mal sicher bist, dass sich diese 'Tapferkeit', wie es unser Herz nennt, lohnt und dass er es wert ist."

Die Liebe nickte stumm, sie wusste nicht, was sie darauf erwidern sollte. Denn der Zweifel hatte in allem recht, was er sagte.

Doch nun sprach das Herz: „Hört mir beide genau zu! Viele denken, ‚für immer' hält oft gerade mal für einen Lebensabschnitt und Liebe ist nichts anderes als ein netter Zeitvertreib. Dabei ist es so wichtig, nichts vorher durch dämliche Überlegungen, Zweifel und unbewältigte Ängste zu zerstören, sondern die Chance auf die größte aller Lieben zuzulassen, egal in welcher Situation man sich befindet. Es gibt Menschen, die sind für einander gemacht, und sie können sich zwar quälen bis zur Selbstaufgabe, weil sie denken, sie müssten anderen gerecht werden und sich deshalb gegen die eigenen Gefühle wehren, müssten längst veraltete Versprechungen und Erwartungen erfüllen und das Glück anderer Menschen vor ihr eigenes stellen – aber dann werden sie niemals das eigene größte Glück erfahren können. Sie werden nie wissen, was es heißt, bedingungslos zu lieben, und leider nie erfahren, was es heißt, sich in jemand anderem zu finden. Diese Menschen sind eingesperrt in den Mauern ihres eigenen Denkens. Ich bin froh, dass wir uns unseren Glauben erhalten haben. Denn Liebe ist alles, und durch Liebe ist alles möglich. Wenn er das auch erkannt hat und in uns das sieht, was wir in ihm sehen, dann sollten wir jetzt keinen Zweifel an der Entscheidung unserer Liebe hegen, sondern ihr Kraft geben für das, was sie tut, damit sie weiterhin so tapfer bleibt."

Sie ließen die Worte des Herzens auf sich wirken, und schließlich streichelte der Zweifel der Liebe über die Wange. „Ich wünsche mir für dich, für das Herz und für uns alle, dass es so ist. Ich lasse euch jetzt alleine und versuche dich nicht zu sehr zu beeinflussen", sagte er, stand auf und verließ die Herzkammer.

Die Liebe aber blieb die ganze Nacht beim Herzen und irgendwann sagte sie: "Ich bin sicher, dass es richtig ist, denn ich fühle ihn." „Ja", sagte das Herz. „Ich fühle ihn auch" und es umarmte die Liebe mit all seiner Wärme.

„Ich fühle ihn." Ja, so war es tatsächlich. Ich bildete mir ein, dass ich ihn bei mir fühlte. Bei allem was ich tat. Wenn ich mir ein neues Kleidungsstück kaufte, fragte ich mich, ob es ihm gefallen würde. Ich kaufte mir Unterwäsche, von der ich wusste, dass sie ihm gefällt. Ich fing an mich zu verbiegen, für ihn, und genoss es, von ihm zu hören, wie sehr er mich bewunderte für das, was ich tat. Ich fing an, mein Leben nach ihm zu richten. Das zu tun, wovon ich dachte, dass er es gut finden würde.

Ich wurde immer weniger ich selbst, redete mir aber ein, dass ich über ihn endlich zu mir selber gefunden hätte. Heute weiß ich, dass ich zu diesem Zeitpunkt zutiefst unglücklich war, ich habe es nur nicht gemerkt, weil ich dachte, durch ihn würde ich zum glücklichsten Menschen der Welt.

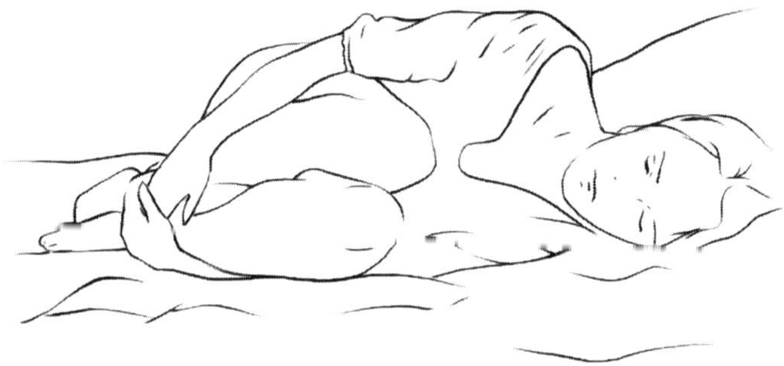

Der Höhepunkt

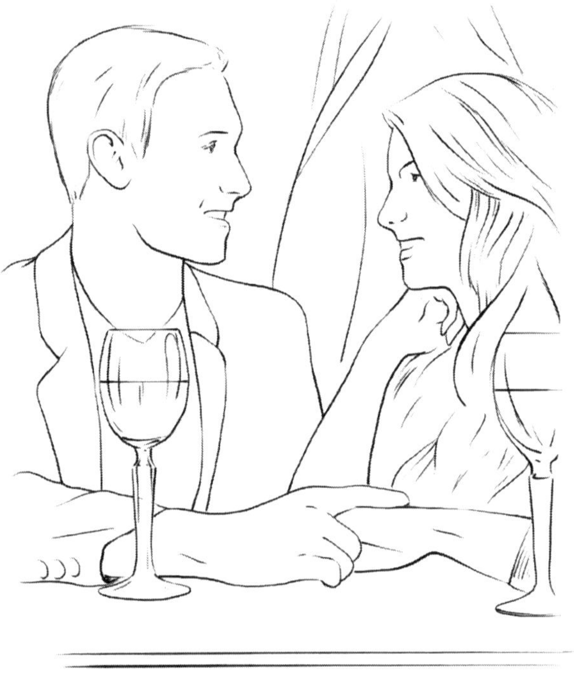

Zukunftspläne

Daniel und ich machten Pläne, die über unsere Liebesbeziehung hinausgingen. Wir hatten neue Buch- und Spiele-Ideen und dachten ernsthaft über die Gründung einer gemeinsamen Firma nach.

Ich hatte noch immer meinen Job im Außendienst, nahm aber zusätzlich an diversen Schreibwettbewerben teil und er machte Zeichnungen zu meinen Geschichten. Das Schicksal meinte es gut mit uns, und ich gewann einen Wettbewerb nach dem anderen. Ich zeigte ihm auf, wie erfolgreich wir beide miteinander waren, und besuchte nebenbei einen Existenzgründer-Lehrgang, um unsere gemeinsame Zukunft zu gestalten. Ich hatte mit ihm zusammen ganz klare Ziele, die meine immer wiederkehrenden Zweifel verdrängten. Ich war glücklich, denn es gab:

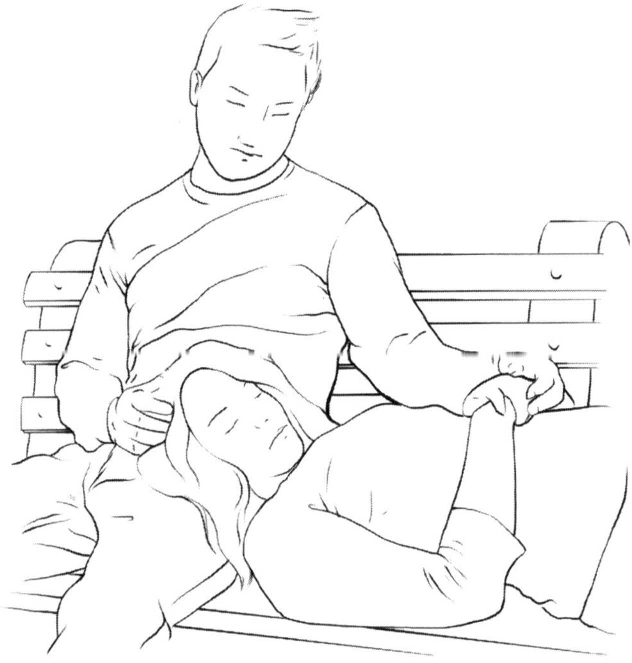

Uns

Wir träumen uns an verwunschene Orte,
die von Hexen und Riesen
regiert werden.
Im nächsten Moment
unterschreiben wir wichtige Verträge.
Wir sind albern
und benehmen uns
wie kleine Kinder.
Tanzen im Kaufhaus in der Haushaltswarenabteilung
und lachen uns fast tot.
Im nächsten Moment
können wir alle Tränen der Welt weinen.
Wir bringen unsere Körper
ans Äußerste.
Hart,
animalisch
und auch schmerzhaft.
Im nächsten Moment
schenken wir uns Zärtlichkeit,
voller Sanftheit und Leichtigkeit, wie sie kaum
ein Mensch geben kann.
Das alles sind wir.
Wir sind besonders.
Wir haben
das größte Geschenk des Lebens bekommen.
Wir haben
uns.

Die Erfolge trieben mich an. Ich war euphorisch und wollte weitermachen. Ich hatte tausend Ideen im Kopf und alles erschien mir so einfach umzusetzen – mit ihm. Das wäre auch so gewesen, aber Daniel hatte vor allem Angst.

Er war nie zufrieden mit dem, was er tat. Er fand seine Zeichnungen nie gut genug und hielt sich selber für absolut unzureichend. Er hasste seinen Job im Sportgeschäft, und ich sagte: „Wenn du den Job so sehr hasst, dann kündige doch einfach!" Er sah mich verwundert an. „Nee, so etwas kann ich nicht!" Daniel war nicht in der Lage eine Situation, mit der er unglücklich war, zu ändern.

Also fing ich an, seine Mappen an Verlage zu schicken, für seine Ideen, die wirklich gut waren, Businesspläne zu schreiben und mich nach Jobs für ihn umzusehen. Ich wollte ihm zeigen, wie gut er war, wie einfach alles ist und dass man, wenn man an sich glaubt, alles erreichen kann. Er redete alles schlecht. Er redete sich selber schlecht, und wenn ein Verlag ihn um Zeichnungen bat, reagierte er nicht. Ich erkannte mit Erschrecken, dass ich mehr an ihn glaubte, als er es selber tat.

Eines Abends bekam ich Besuch eines langjährigen Freundes und wir beide redeten bei einigen Bieren die halbe Nacht. Ich erzählte Alex alles von Daniel und mir. Von unseren Ideen und Plänen, davon, wie wenig Selbstvertrauen Daniel hatte und dass ich versuchte, ihm zu helfen, von unserer Liebe und unserem Sex. Alex hörte mir schweigend zu. Als ich fertig war, sah er mich kopfschüttelnd an. „Merkst du nicht, wie sehr du dich aufopferst?“, fragte er mich. „Merkst du nicht, dass du nichts anderes bist als eine gewöhnliche Geliebte, die von diesem Idioten von vorne bis hinten ausgenutzt und verarscht wird? Dass dein toller Daniel ein ganz mieses Spiel treibt und dich und seine Freundin gleichermaßen bescheißt?“ Ich sah Alex fassungslos an. Das stimmte doch nicht! Ich war viel mehr für ihn. Ich war doch seine Muse, sein Glück und sein Bunt! Wir würden doch beruflich zusammen erfolgreich werden und privat sowieso! Ich war doch seine Seelenpartnerin, und bei Carmen war er nur noch, weil sie psychisch krank war und er so ein großes Verantwortungsbewusstsein hatte! Ich schob die abfällige Äußerung von Alex darauf, dass er, wie ich wusste, schon lange heimlich in mich verliebt war und nur die Eifersucht aus ihm sprach, und bat ihn, zu gehen.

Trotzdem machten die Worte von Alex etwas mit mir und ich versuchte einmal, die Beziehung zu Daniel mit Abstand zu sehen. Ich fing an zu ahnen, dass Alex in einigen Punkten vielleicht recht haben könnte. In dieser Nacht weinte ich mich in den Schlaf. Ich war alleine. Daniel war bei Carmen, nicht bei mir, und ich hatte nicht einmal die Möglichkeit, ihn anzurufen und mir versichern zu lassen, dass es nicht so ist, wie Alex behauptet hatte.

Die Nächte waren einsam. Die Gedanken kreisten und waren abhängig vom Tagesverlauf. Wenn die

Nachrichten und Telefonate positiv und lustig waren, dann waren die Abende auch okay. Gab es Diskussionen, dann lag ich im Bett und wälzte mich von einer Seite zur anderen. Ich hatte nicht die Möglichkeit, Dinge zu hinterfragen, ihn zu wecken, wenn ich reden wollte, oder mich, wenn ich einen harten Tag hatte, einfach an ihn zu kuscheln. Ich konnte ihn ja nicht einmal erreichen!

Auch darüber war ich wütend. Er hatte schließlich jemanden, mit dem er reden konnte. Ich hingegen wurde zum Warten verdammt. Ich hatte mich selber in eine Situation gebracht, die mich zur Handlungsunfähigkeit verdammte.

Aus Trotz verabredete ich mich wieder mit anderen Männern – nur um, wenn ich mit ihnen zusammen in einer Bar saß, dennoch laufend auf mein Handy zu starren, ob eine Nachricht von Daniel kam. Denn ganz egal, was mein logischer Verstand mir sagte, ich liebte ihn:

Wie wahnsinnig und aus der Tiefe meines Herzens

Die Erotik kam mit schnellen und lauten Schritten in die Herzkammer und blickte herausfordernd in die Runde der anderen Gefühle, die sie überrascht ansahen. „Warum bist du so zurechtgemacht?“, fragte die Neugierde und bestaunte anerkennend das knallrote Kleid und die hohen Schuhe, die die Erotik trug. „Ja genau, und warum bist du so geschminkt?“, fragte die Keuschheit, die auf den knallroten Lippenstift zeigte, den die Erotik heute trug, „Und deine Haaren sehen auch sehr wild aus“, fügte sie noch mit hochgezogenen Augenbrauen hinzu.

Die Erotik stellte sich mit in die Hüften gestemmten Händen vor die Gefühle und sagte: “Tut doch nicht so unwissend! Ich werde diese Sache jetzt ein für alle Mal beenden. Ich habe lange mit dem Trotz und dem Zweifel darüber gesprochen und wir sind einer Meinung, dass wir uns das nicht mehr länger antun möchten!“ Die Erotik blickte giftig zur Liebe herüber, die sie überrascht ansah. „Wir sind doch nicht irgendwer und haben es gar nicht nötig auf einen Mann zu warten, der uns zwar immer wieder versichert, dass er uns liebt, aber nicht den Arsch in der Hose hat, die nötigen Schritte zu unternehmen, um es uns zu beweisen. Was denkt der eigentlich, wer er ist?“

„So sehe ich es auch“, sagte der Trotz und stellte sich zur Erotik. „Wir suchen uns jetzt einen Mann, der zu uns steht und uns das Gefühl gibt, für ihn das Wichtigste zu sein und nicht einen, für den wir nur ein Spielzeug sind, das er ab und an mal hervorholen kann, wenn ihm danach ist!“ Die Erotik nickte zustimmend und auch der Wahnsinn schlenderte langsam in ihre Richtung, da er sich von der Erotik immer sehr angezogen fühlte, ließ allerdings die Liebe dabei nicht aus den Augen.

„Gar nichts wirst du tun“, sagte die Liebe in sehr lautem, aber klarem Ton. „Du wirst nicht durch irgendwelche verrückten Ideen das kaputtmachen, was ich so liebevoll aufgebaut habe, und mit einer unüberlegten Handlung dieses wundervolle Band, was ihn und uns so eng verbindet, zerstören.“ Sie hüpfte vom Herzen und ging zur Erotik hinüber, bis sie ihr direkt gegenüber stand, und stemmte nun auch die Hände in die Hüften.

„Du langweilst mich“, sagte die Erotik in arrogantem Tonfall. „Vertraue mir, wenn du mich heute gehen lässt, dann hast du ihn morgen vergessen. Ich werde schon dafür sorgen, dass die heutige Nacht dir ab morgen andere Erinnerungen bringt als den unsinnigen Kram, den du herbei träumst! Du kennst mich gut genug und wir haben das nicht das erste Mal hinter uns. Ich suche uns ein neues Abenteuer, und wer weiß, vielleicht ist es nicht nur gut für unseren Körper, sondern auch gut für dich, du langweilige Romantikerin“, zischte sie. „Obwohl ich ja zugeben muss, dass mir die Stunden mit ihm außerordentlich gut gefallen haben“, fügte die Erotik noch mit einen lasziven Lächeln hinzu.

„Du willst nicht verstehen, dass es dieses Mal nicht nur um dich geht, oder?", fragte die Liebe. „Es ist nichts, was du mit einer aufregenden Nacht verwischen kannst und ich werde auch nicht zulassen, dass du, der Trotz oder der Zweifel alles zerstören. Egal wie viel Mühe ihr euch dabei gebt, ihr würdet nichts finden, was meine Gefühle töten könnte. Es ist dieses Mal anders und auch wenn es nicht einfach ist, weil er ist, wie er ist und diese Zeit braucht – grade weil er ist, wie er ist – wirst du jetzt dein rotes Kleid ausziehen und dich wieder beruhigen!", fauchte die Liebe.

„Wo ist er denn jetzt, wenn er uns so sehr liebt?", giftete der Trotz die Liebe an. „Wie wir ja alle sehen, auf jeden Fall nicht bei uns!" „Vielleicht hat er ja auch eine andere im Arm?", sagte der Zweifel. „Genau, aber unsere naive Träumerin sitzt hier und glaub ihm alles, was er ihr erzählt", stichelte die Erotik.

„Ich glaube nicht, sondern ich fühle, dass es stimmt, was er mir sagt. Das ist ein riesiger Unterschied. Er ist mir so nah, näher als jeder Mann vor ihm, und weder Du, noch der Trotz, der Zweifel oder eines der anderen Gefühle werden mich von diesem Glauben abbringen, denn ich spüre, dass seine Liebe ehrlich und aufrichtig ist", sagte die Liebe mit zitternder Stimme.

Die Erotik wollte gerade wieder zum Gegenschlag ansetzen, da fuhr ihr der Wahnsinn mit tiefer, eindringlicher Stimme ins Wort: "Liebe Erotik, du siehst wunderbar aus und ich bin sicher, dass du heute Nacht genau das erreichen würdest, was du dir vorgenommen hast, aber ich denke auch, du solltest dich jetzt beruhigen und dich bei der Liebe entschuldigen, denn ich spüre hier etwas, was stärker ist als das, was du oder auch ich ausrichten können, und wenn ich ganz ehrlich bin, fühlt es sich sehr gut an." Der Wahnsinn ging zur Liebe hinüber und lächelte sie an. „Was fühlst du für ihn?", fragte er sie. „Ich liebe ihn", sagte die Liebe voller Überzeugung. „Wie sehr liebst du ihn?", hakte der Wahnsinn nach. „Ich liebe ihn wie verrückt und aus der tiefe meines Herzen", antwortete die Liebe und sah dabei die Erotik an, die nach diesen Worten ihren Kopf senkte und dann die Liebe entschuldigend anlächelte.

„Genau das ist es, was ich spüre und was mir so gefällt", sagte der Wahnsinn, „und was uns alle überzeugen sollte, dass wir hinter der Liebe stehen müssen, denn wann findet man schon jemanden, zu dem man sagen kann: 'Ich liebe dich wie wahnsinnig und aus der Tiefe meines Herzens'?"

Gefühls-Chaos

Daniel und ich hatten zusammen einen Termin auf der Buchmesse in Frankfurt. Ich freute mich wie ein kleines Mädchen. Drei Nächte am Stück mit ihm. Endlich mal wieder keine gestohlenen Stunden, sondern ganze Tage. Ich nahm mir vor, diese Zeit zu nutzen, um mit ihm über unsere Zukunft zu sprechen. Ich wollte endlich wissen, wie es weiter geht.

Auf der Fahrt nahm ich meinen Mut zusammen und fragte ihn: "Was ist das denn jetzt mit uns beiden?" Er sah mich an und antwortete: „Na ja, faktisch bin ich mit Carmen zusammen." Ich nickte und sagte gar nichts.

Er erzählte mir davon, wie widerlich er es fand, wenn sie zusammen am Tisch saßen. Wie maßlos sie alles Essbare in sich hineinstopfen würde, dass er sie nicht mehr küssen, geschweige denn anfassen konnte und dass er nicht einmal mehr ihre Stimme ertragen würde. Ich verstand es nicht. Ich wurde richtig wütend auf ihn, wie er so abfällig vor mir über sie reden konnte und sagte es ihm auch. Ich fragte ihn, wie es sein kann, dass er der Frau, mit der er Carmen betrügt, solche Dinge erzählt.

Am Ende meiner Ehe habe ich meinen Mann auch betrogen, wäre aber niemals auf die Idee gekommen, gegenüber Dritten so abfällig über ihn zu sprechen. Das war für mich eine Frage des Respekts, den ich dem Menschen, mit dem ich zusammenlebe, schuldig bin.

Er dachte lange nach und nickte dann. „Es ist vielleicht auch so, weil ich mit dir das Gefühl habe, das erste Mal in meinem Leben wirklich zu leben. Ich kann mit dir atmen, spinnen und meine Welt ist bunt und schön. Du machst mein Leben lebenswert, für sie fühle ich mich nur verantwortlich." Ich glaubte ihm, dass er mit Carmen keine wirkliche Beziehung mehr hatte, umso weniger verstand ich, was ihn daran hinderte, sie zu verlassen.

Ich versuchte ihm zu erklären, dass, wenn er sich so verantwortlich für sie fühlte, doch auch dazu gehören würde, ehrlich zu sein. Ehrlichkeit sei doch die höchste Form von Verantwortung und Respekt. Ich sprach davon, dass sie doch auch verstehen würde, wenn er sich in einen anderen Menschen verliebt hatte, denn für Liebe muss man sich nicht entschuldigen. Er hörte nur zu und sagte nichts mehr.

Später im Hotel hatten wir harten Sex – wir hatten in Frankfurt einen Sexshop besucht und verschiedenste Spielsachen für Erwachsene gekauft und nun probierten wir alles aus. Fesseln, Brustwarzenzangen, die er gesetzt bekommen wollte, ein Halsband und eine Peitsche.

Zwar war der Sex aufregend und spannend, aber ich schweifte gedanklich immer wieder ab und ständig kam mir sein Satz, den er im Auto gesagt hatte, in den Kopf: „Faktisch bin ich mit Carmen zusammen."

Sie rief einige Male an. Er verließ jedes Mal den Raum, und als er wiederkam, tat er so, als wäre nichts gewesen.

Wie selbstverständlich küsste er mich weiter und fasste mich an. Ich fühlte mich schrecklich. Ich fühlte mich gefickt. Wie eine Nutte, und ich stellte mir die Frage, wer denn wirklich die Betrogene ist. Für Carmen war ja alles gut. Sie hatte eine für sie gut laufende Beziehung und wusste nichts von seinen Lügen. Ich war diejenige, die versteckt wurde. War ich es nicht wert, dass man sich zu mir bekennt?

Wie konnte Daniel all die Fantasien mit mir ausleben, all die Zukunftspläne schmieden und dann wiederum sich nicht zu mir bekennen? Ich fühlte mich das erste Mal wertlos. Er gab mir dieses Gefühl, und das war furchtbar.

Daniel reiste einen Tag vor mir aus Frankfurt ab und ich besuchte einen alten Freund, der seit ein paar Jahren hier lebte. Wir zogen durch Frankfurts Kneipen. Ich war enttäuscht, traurig und ich wollte nicht mehr. Ich wollte nicht mehr versteckt werden. Ich hatte wieder keine Aussage bekommen, trat noch immer auf der Stelle und ich war furchtbar wütend. Nicht nur auf Daniel, sondern auch auf mich selber. Darauf, dass ich nicht in der Lage war, Forderungen zu stellen und klare Ansagen zu machen.

Ich habe mich mit Paul an diesem Abend fürchterlich betrunken und landete dann zu guter Letzt mit ihm in der Kiste. Wir hatten ganz normalen, schönen Sex und es war toll. Ich brauchte kein schlechtes Gewissen zu haben. „Faktisch“ war Daniel ja „mit Carmen zusammen.“ Trotzdem fühlte ich mich am nächsten Tag beschissen. Ich erzählte Daniel nichts davon.

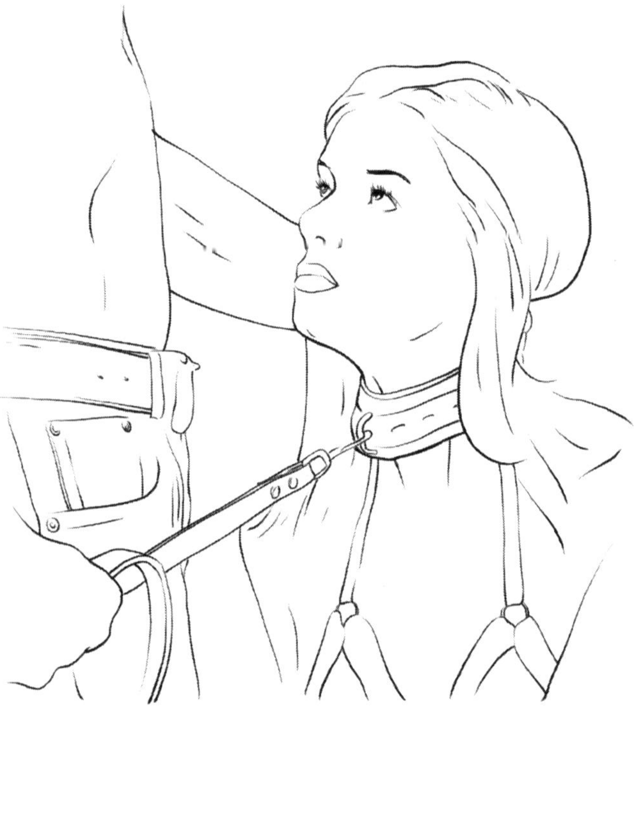

Der Anfang vom Ende

Zwei Tage, nachdem ich aus Frankfurt zurück war, schrieb ich ihm eine E-Mail. Ich wollte endlich wissen, wie es weiter geht. Ich wollte nicht mehr warten, denn ich war an einem Punkt angekommen, an dem ich nicht mehr konnte. Diese Ungewissheit machte mich wahnsinnig.

Also fragte ich ihn, wie sehr er mich liebt, wie unser Leben weiter geht, ich fragte ihn, ob er wirklich das Risiko eingehen will, mich zu verlieren, und wie es ihm gehen würde, wenn ich plötzlich jemanden anders kennenlernen würde.

Die Mail, die ich zurückbekam, erhielt wenig Neues.

Er schrieb:

„Ob ich dich liebe? Ja, das tue ich.
Ich zeige es aber anders – und kann es eben manchmal nicht. Was das anbelangt, bin ich eher der kalte Kotzbrocken, der es nicht immer zu Sprache bringt. Bin derjenige, der gefragt werden muss (nein, du musst nicht fragen). Und ja, ich mache mir sehr, sehr viele Gedanken über dich und über uns. Mehr, als ich manchmal verarbeiten und fassen kann.
Wenn ich dir jetzt sage, dass ich mich noch NIE von jemandem so verstanden gefühlt habe wie von dir, dann glaube mir das bitte. Es ist einfach so. Du schaust mir in

den Kopf, kannst mein Handeln erklären. Bist versponnen, so wie ich es bin. Ob ich erkenne, dass du mir dein Herz zu Füßen gelegt hast? Das tue ich sehr wohl. Ich erkenne das. Ich bin aber auch oft ein Trampel, das war ich schon immer. Ich kann mir Großes mit dir zusammen vorstellen. Eigentlich alles, aber ich bin derzeit in einer Lebensphase, in der durch ewige Aufschieberei eine gigantische Wand herangewachsen ist. Dinge, die ich vor ewigen Zeiten hätte erledigen müssen, stehen nun zur Erledigung an. Dann frage ich mich auch, ob ich eine Fernbeziehung führen könnte. Im gleichen Moment denke ich, dass ich gerne eine Wohnung für mich alleine hätte. Schizophren? Vielleicht. Könnte ich es ertragen, dich mit einem anderen Mann zu sehen? Könnte ich es ertragen, mir vorzustellen, wie du ihn liebst? Denn ich weiß wie du liebst. Bedingungslos und geradeheraus. Diese und tausend andere Fragen stelle ich mir ständig und muss doch meinen Weg im Leben gehen und finden. Denn am Ende wartet niemand auf einen. Am Ende ist man immer alleine. Vielleicht liebe ich mich auch zu wenig und kann mir daher nicht vorstellen, dass andere mich lieben.

Dein Daniel"

Ich las diese E-Mail ein paar Mal und merkte, wie es anfing in mir zu brodeln. Ich fühlte mich wie ein Vulkan kurz vor dem Ausbruch. Keine Aussage, nur belangloses Geschreibsel. Was bildete sich das Arschloch überhaupt ein?

Ich war stocksauer und rief ihn an.

Daniel war gerade mit seinem Fahrrad auf dem Weg nach Hause. Es brach alles aus mir hinaus. Ich machte ihm Vorwürfe und bombardierte ihn mit meiner über die Wochen aufgestauten Wut, titulierte ihn als Lügner und hatte mich am Ende so in Rage geredet, dass ich ihn anschrie: „Ich kann nicht mehr. Ich will den ganzen Scheiß nicht mehr. Merkst du gar nicht, was du mir antust? Entscheide dich endlich oder ich entscheide! Ich bin gespannt was Carmen zu dieser ganzen Geschichte sagt! Ich werde diesem ganzen Lügenmärchen jetzt ein Ende machen!" Dann legte ich wutentbrannt auf. Natürlich hatte ich nicht wirklich vor, Carmen anzurufen, aber ich wusste mir in dem Moment nicht mehr anders zu helfen, als mit dieser Drohung. Es kam einfach so aus meinem Mund.

Mein Handy klingelte daraufhin zwanzig oder dreißig Mal. Ich drückte ihn weg. Das Festnetztelefon klingelte und ich ging nicht ran. Irgendwann hinterließ er eine Nachricht:

„Ich weiß nicht, ob du diese Nachricht überhaupt abhörst. Ich konnte nicht mit dir mitten auf der Straße so etwas bereden. Ich habe mich so bedrängt gefühlt, aber ich kann das so nicht enden lassen. Bitte! Du fehlst mir so sehr! Rede mit mir. Wenn du mich umbringen willst und mich verlässt, dann muss es wohl so sein, aber lass Carmen da heraus. Das hat sie nicht verdient. Ich habe dich niemals angelogen."

Nach ein paar Stunden reagierte ich auf seine Nachricht und rief ihn an. Er sagte, er hätte Carmen erzählt, dass er sich in eine andere Frau verliebt hat, dass er nervlich am Ende wäre und fragte, ob er morgen bitte zu mir kommen dürfe um mit mir zu reden. Ich willigte ein.

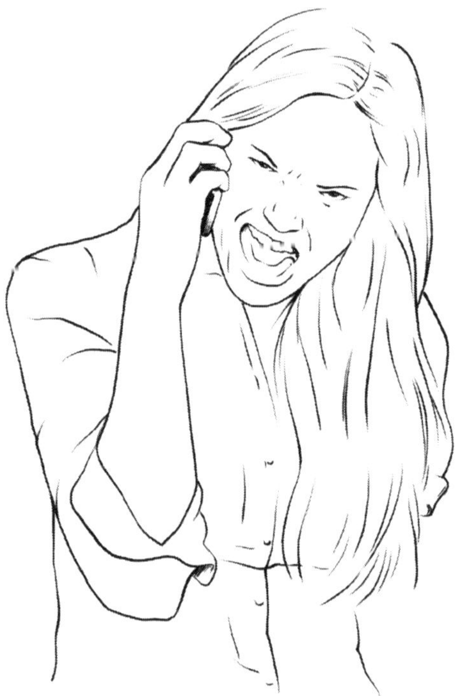

Ängste

Daniel war früh am nächsten Morgen da. Wir redeten stundenlang, gingen spazieren und er sprach von seinen Ängsten. Der Angst, sein Zuhause zu verlieren. Ich begriff, dass Carmen sein Zuhause war. Sie war seine Sicherheit. Eine Sicherheit, die für mich und Menschen wie mich wertlos gewesen wäre, für ihn aber der beständige Halt in seinem Leben. Er hatte eine Liebe für sie, die mit der Liebe, die zwischen ihm und mir war, nichts gemein hatte, aber trotzdem eine tiefe Vertrautheit darstellte.

Ich verstand ihn. Ich wollte ihn verstehen. Ich sah seinen inneren Kampf und hatte furchtbares Mitleid mit ihm. Ich wusste längst, was er für ein schwacher Mensch war und fühlte mich unendlich schuldig, dass ich ihn so einem Druck ausgesetzt hatte. Daniel blieb über Nacht und wir beschlossen, dass es unsere letzte sein würde. Trotz allem schliefen wir wieder miteinander.

Am nächsten Tag waren wir beide sehr kühl. Ich hätte ihn am liebsten geschüttelt. Ihn gefragt, ob er sicher sei, dass der Weg, den wir jetzt wählen, richtig ist, aber ich blieb ruhig. Am Bahnhof sah er mich lange an und plötzlich fing er an zu weinen. Er weinte wie ein kleiner Junge. Ich weinte erst im Auto und dann den ganzen Tag lang. Abends hielt ich es nicht mehr aus und schrieb ihm. Ich konnte nicht anders:

„Lieber Daniel,

ich wollte dir jetzt sicher schon zwanzig Nachrichten schreiben, doch ich hielt mich zurück, weil ich weiß, dass wir es so besprochen haben. Trotzdem muss ich irgendetwas schreiben, denn ich laufe hier wie ein Hamster im Käfig durch mein Haus und bin so unsagbar traurig und fassungslos und muss irgendwo hin mit meinen Gefühlen. Als du vorhin am Bahnhof geweint hast, hatte ich das Gefühl, das war das einzig Echte, was du mir gestern und heute gezeigt hast, das war der einzige Moment, der richtig war. Alles andere war falsch, es fühlte sich alles falsch an. Ich renne im Kopf durch die letzten Wochen. Immer wieder, von vorne bis hinten, durch alle Situationen und Momente. Es gab keinen Tag, an dem du nicht bei mir warst und ich nicht bei dir. Ich suche den Punkt, der es beendet hat, und ich finde ihn nicht. Unsere Gespräche, Telefonate und unsere Liebe waren von Anfang an so echt, so wertvoll und so ehrlich. Ich weiß, dass auch du das so siehst. Es gab keinen Moment, an dem ich an uns gezweifelt habe, keine Sekunde, an der ich dachte, es wäre irgendetwas falsch. An den Umständen ja, aber nicht an unserer Liebe. Es fühlte sich an, als wäre alles so bestimmt, und es war ehrlich. Ich sehe den Anfang, ich sehe den Moment, an dem du das erste Mal vor mir stehst, ich höre die Nachrichten mit deiner Stimme, und es zerreißt mir mein Herz. Du hast alles dafür getan, dass ich mich in dich verliebe und dir vertraue, und das hast du erreicht. Das erste Mal in meinem Leben habe ich einem Mann vertraut, wie ich es sonst nur mir selber gegenüber tue. Jetzt ist es vorbei, weil du dir selber nicht genug traust und lieber auf die Vernunft als auf dein Herz hörst, und das macht meine Gefühle so sprachlos. Es war nie nur Fantasie und Wunschdenken, auch wenn es einem manchmal so vorkam. Es war alles echt und es gab nichts anzuzweifeln. Du versuchst es durch deinen Verstand und deine Zweifel zu etwas normalem zu machen, doch das war es nie. Unsere Liebe ist ein Geschenk, wie man es vielleicht ein-, zweimal im Leben bekommt, und manche vielleicht auch niemals. Zu unterschiedlich? Ob ich dich um deiner selbst willen lieben kann? Ich liebe dich, weil du so bist, wie du bist ... Ich könnte dich nicht lieben, wenn du anders wärst als du bist. Du erdest mich, gerade weil wir unterschiedlich sind, und das ist das Beste, was mir jemals passiert ist. Ich wollte nur, dass du das weißt, und dass es so ist wie es ist. Ich liebe dich wie wahnsinnig und aus der Tiefe meines Herzens."

Ich war panisch vor Angst, ihn verloren zu haben. Ich kann nicht erklären, warum und wieso, aber ein Leben ohne ihn konnte und wollte ich mir nicht vorstellen. Es dauerte nicht lange und ich hatte seine Antwort:

„Ich sitze bei meinen Eltern, denn da fühle ich mich im Moment richtig und sicher. Ich werde ein paar Tage hier bleiben, um Entscheidungen zu treffen. Meine Hände zittern gerade derart, dass ich es kaum schaffe, den Satz hier hinzubekommen. Alles!!! Alle meine Gefühle für dich sind und waren echt. Und diese Gefühle SIND da. Ja? Ich vermisse dich. Du siehst mir in den Kopf und in mein Herz.

Daniel"

Ich war erleichtert. Er liebte mich noch. Wenn er jetzt etwas Kraft bei seinen Eltern tanken könnte, dann wäre sicher bald alles gut. Außerdem würde Carmen ihn ja fragen, wer die andere Frau ist, und dann erzählte er ihr sicher alles. Dann würde er sich zu mir bekennen und wir könnten endlich unsere Zukunft zusammen leben.

Aber es passierte nichts. Gar nichts. Es ging weiter wie zuvor.

Nachdem ich mich von der Situation erholt hatte, wurde mir klar, dass meine Liebe einen riesigen Knacks wegbekommen hatte. Ich war noch immer wahnsinnig enttäuscht. Ich hatte keine Antworten und mich selber wieder in die Warteposition gedrängt.

Heute glaube ich nicht mal mehr, dass er wirklich bei seinen Eltern war. Vielleicht hat er immer nur gelogen. Ich denke, Carmen wusste noch immer nichts. Er hatte ihr niemals gesagt, dass er sich in eine andere Frau verliebt hätte.

Er war nur bei mir, um mich ruhig zu stellen. Um abzuwägen, ob seine heile Welt in Gefahr war. Wahrscheinlich war er zwar bei seinen Eltern, zum Kaffee trinken oder Rasen mähen, aber niemals um Entscheidungen zu treffen.

„Was tust du unserer Liebe an?

Ich gebe dir meine Seele, stehe nackt vor dir, gebe dir meine Ehre, ertränke meine Sehnsüchte und Hoffnungen und schenke dir meine Träume.

Und du?

Was tust du? Und vor allem sag mir: Was tust du unserer Liebe an?"

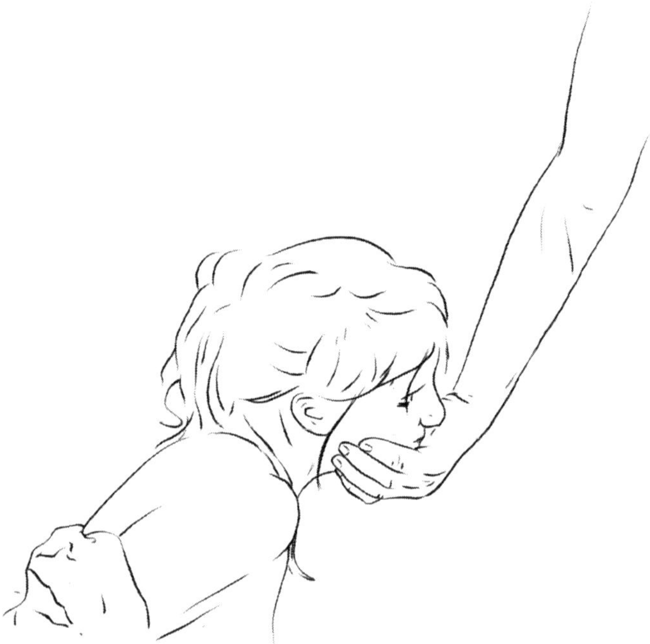

Dunkel

Unsere Beziehung wurde noch sexueller. Es war erschreckend, welche Fantasien er hatte, manche schockierten mich. Ich hörte mir aber alles an. Wenn er merkte, dass ich etwas nicht mochte, dann schwang er um. Er hatte sehr feine Antennen für mich. Ich hingegen dachte, je mehr wir sexuell miteinander erlebten, umso enger würde unsere Bindung und wusste doch im Inneren, dass ich mir nur etwas vormachte.

Wir schrieben keine Geschichten mehr über Trolle und Feen, sondern über Sexorgien und Swinger-Clubs. Ich beschwerte mich nicht, im Gegenteil. Ich war der Meinung, dass unsere sexuellen Fantasien uns noch näher zusammenbrachten. Wenn ich ihn schon nicht ganz haben könnte, dann doch zumindest den Sex. Wie sollte Carmen dagegen ankommen? Carmen, die er ja nicht einmal mehr küssen konnte?

„Verschreckt?
Du fragst mich,
ob du mich verschreckst mit dem,
was du mir zeigst und um
was du mich bittest?
Du fragst ,
ob deine Fantasien
mich ängstigen?
Ich muss lächeln, denn
deine Fantasien
sind
die meinen.

Du würdest mich verschrecken,

wenn du sie nicht mit mir teilen würdest,

und Angst habe ich

nur vor dem Moment,

in dem du mich nicht mehr darum bittest,

mit dir unsere Fantasien

Realität

werden zu lassen."

Ich verbog mich immer mehr, und genau in diesem Moment schien ich kurz vor dem Durchbrechen zu sein.

Ich hatte seinen Sex und alle Aufmerksamkeit von ihm, wenn ich auf seine Fantasien einging. Wenn ich ernsthaft mit ihm über uns reden wollte, blockte er ab.

Ich bekam keine Aussagen mehr. Er erwähnte zwar, dass er kleine Schritte machen würde, aber ich sah sie nicht.

Es gab keine Zeit, in der ich mehr geweint habe. Er hatte Phasen, in denen es ihm seelisch und körperlich schlecht ging. Das erzählte er mir zumindest. Wahrscheinlich hat er damit nur versucht vorzubeugen, dass ich wieder eine Entscheidung von ihm verlange. Er wusste, dass ich etwas von ihm erwarte, und ich beteuerte immer wieder, dass ich ihn nie wieder unter Druck setzten würde. Meine Angst, ihn zu verlieren, war viel zu groß.

Verloren

Ich stellte mit Erschrecken fest, wie wenig Lebensfreude in mir war. Ich habe immer wieder versucht, ihn davon zu überzeugen, wie einfach das Leben sein kann, so dass ich gar nicht merkte, wie mein eigenes Leben immer schwerer wurde.

Früher habe ich im Auto laut gesungen und jetzt weinte ich bei jedem Lied, in dem es um Liebe ging. Meine Kinder sahen mich oft traurig, und das verstörte sie. Meine Freunde hatten aufgehört, mich belehren zu wollen, sondern nahmen hin, dass ich es vorzog auf jemanden zu warten, der sowieso nicht kommen würde.

Meine Eltern machten sich auch große Sorgen um mich.

Heute kann ich dankbar sagen: Gut, dass ich meine Freunde hatte. Freunde, die mich weinen ließen und für mich da waren, anstatt mich fallen zu lassen. Die mir immer wieder sagten: „Du wirst früher oder später das Richtige tun. Wir glauben an dich.“ An Daniel glaubten sie längst nicht mehr.

Das ständige Grübeln besetzte mein gesamtes Denken und Handeln. Ich war selten in der Lage abzuschalten. Alles kreiste um Daniel, mich und Carmen. Ich versuchte ihm ständig klarzumachen, wie einfach er es mit mir haben würde. Dass Liebe alles schaffte. Ich schickte ihm schlaue Sprüche über das Leben und versuchte ihn davon zu überzeugen, dass er sein graues Leben aufgeben müsse. Ich verstand nicht, wie er aus falsch verstandener Verantwortung und wegen alter Versprechen unsere Liebe aufs Spiel setzen konnte.

Ich hätte alles, was ich ihm schrieb, mir selber schreiben müssen, denn mein buntes Leben war inzwischen grau geworden. Anstatt mich auf meine Kinder, meine Arbeit und mein Leben zu konzentrieren, starrte ich Löcher in die Luft und war gedanklich bei Daniel. Ich verbrachte mehr Zeit damit, seine Gedanken zu denken, als meine. Ich versuchte, mir selber sein Verhalten zu erklären. Ich versuchte aber auch, mein Verhalten zu erklären. Warum konnte ich diese Situation, die mich so unglücklich machte, nicht loslassen? Ich setzte mich hin und fing an, mich selber zu reflektieren. Es war:

Die Bitte der Seele an den Verstand

Die Seele stand vor der Tür, die zur Kammer des Verstandes führte, und zögerte kurz. Sie seufzte und klopfte dann zaghaft an. „Komm ruhig rein!" hörte sie ihn in dunklem Tonfall von innen rufen.

Sie trat in den Raum und sah den Verstand am Schreibtisch sitzen. Überall im Zimmer türmten sich Bücher und der Raum wurde von unzähligen Kerzen erleuchtet. „Ich habe dich schon erwartet", sagte der Verstand, nickte der Seele zu und deutete ihr mit einem Kopfnicken an, sich zu setzen. „Du hast lange damit gewartet, zu mir zu kommen, meiner Meinung nach viel zu lange", rügte der Verstand die Seele, und diese nickte zustimmend. „Du weißt genau, wie nah die Liebe mir steht, deswegen verzeih mir bitte, aber jetzt sind wir Gefühle uns einig, dass du mit ihr sprechen musst. So geht es nicht mehr weiter", antwortete die Seele.

Der Verstand erhob sich und ging langsam zu dem großen Bücherregal, aus dem er ein altes Buch zog. „Weißt du, was das ist?", fragte er die Seele. Diese verneinte. „Hier sind all meine Dialoge niedergeschrieben, die ich mit der Liebe führte. Jeder einzelne, und in fast allen Fällen hat unsere trotzige Liebe sich gegen mich entschieden. Jedes der anderen Gefühle habe ich unter Kontrolle. Ich kann der Angst die größten Ängste nehmen, ich kann den

Wahnsinn etwas eindämmen und sogar die Erotik zügeln. Nur bei der Liebe habe ich bis heute fast immer versagt."

Die Seele nickte abermals mit dem Kopf und sah den Verstand lange an. „Ich schäme mich fast, hier vor dir zu stehen und die Liebe zu hintergehen, aber ich sehe keinen anderen Ausweg. Es geht nicht nur um sie, verstehst du das?", fragte sie. „Es geht um jeden einzelnen von uns. Die Fantasie verliert ihre Farben, die Hoffnung ihre Leichtigkeit und der Glaube verliert seine Kraft. Wir können nicht zulassen, dass die Liebe aufgrund ihrer Verzweiflung die anderen Gefühle kaputt macht. Auch wenn jeder von uns sich wünscht, dass sie glücklich ist."

„Bist du sicher, dass es hoffnungslos ist?", fragte der Verstand. „Ich habe lange mit jedem einzelnen Gefühl gesprochen", antwortete die Seele. „Dieser Mann raubt der Liebe die Kraft. Er zerstört sie, und das Schlimmste ist, dass er selber nichts dafür kann. Er macht es sicher nicht wissentlich und ich bin überzeugt, dass auch er tiefe Gefühle hat, denen er aber nicht vertraut. Er vertraut sich selber nicht. Er kann keine Farben und Wege sehen und ist ein Gefangener seines Selbst. So sehr die Liebe in all der Zeit versucht hat, ihm zu zeigen, wie einfach und wunderschön das Leben ist und ihm zu helfen, hat er keine Möglichkeit, ihren Lebensmut anzunehmen, und dadurch raubt er uns unsere Gefühle, unsere Farben und unsere Hoffnungen."

Die Seele stand auf und ging zu dem Verstand hinüber. „Wirst du uns helfen?", fragte sie.

Der Verstand dachte nach und nach einiger Zeit sagte er: „Ich bin mir sicher, dass deine Absichten richtig sind, weil du dich um alle Gefühle sorgst. Das tue ich auch und mir ist bewusst, dass ich von allen Gefühlen die besten Argumente habe." Er lächelte der Seele beruhigend zu. „Mach dir keine Sorgen mehr. Ich werde mit der Liebe reden und ihr aufzeigen, dass kein anderer Mensch es wert ist, sich für ihn aufzuopfern, wenn man von diesem nichts zurückbekommt, und dann dadurch selber zu Grunde geht."

Der Verstand setzte sich wieder an den Schreibtisch und die Seele dankte ihm. Auf dem Weg nach draußen drehte sie sich noch einmal zu ihm um und sagte: „Ich hoffe, dass es die richtige Entscheidung ist." Der Verstand runzelte bei ihren Worten die Stirn und antwortete: "Keiner kann im Voraus sagen, was richtig und was falsch ist. Wir werden sehen, was passiert." Die Seele nickte traurig und schloss die Tür.

Ich trug einen inneren Kampf mit mir aus. Ich – die starke Frau, die sich aus ihrer Ehe gekämpft hatte, die alles alleine meisterte, die so viel erreicht hatte – war nicht in der Lage, mich aus dieser Liebessucht zu befreien. Was war nur mit mir passiert? War es das alte Spiel, dass man immer das haben muss, was man nicht bekommen kann? Die Tatsache, dass hier die größte aller Lieben vor uns lag und er es einfach nicht sehen konnte? Mein unbedingter Wille, ihn von mir zu überzeugen? Ich erkannte so genau, wie falsch alles war, und doch konnte ich es nicht ändern. Es war wie ein

Fluch. In meinen Geschichten sah ich es klarer. Aber in der Realität war ich nicht in der Lage, loszulassen.

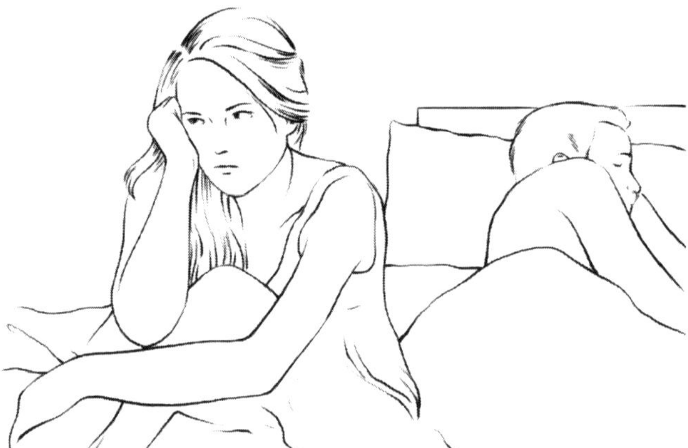

Der Verstand gegen die Liebe

Der Verstand ging langsam den Weg zur Herzkammer hinunter. Es war spät geworden und er wusste, dass das kommende Gespräch ihm viel abverlangen würde. Wie erwartet saß die Liebe beim Herzen, und als sie den Verstand hereinkommen sah, versteifte sich ihr ganzer Körper. Sie erhob sich, stellte sich trotzig vor ihm auf und verschränkte die Arme. "Ich werde mich nicht mit dir unterhalten! Es gibt keinen Grund, dass du hier bist. Ich möchte, dass du gehst, bitte", sagte sie trotzig, aber der Verstand hörte das leise Flehen heraus, das aus ihrem Trotz sprach. „Du wusstest, dass der Moment kommen würde, in dem ich dich um eine Unterhaltung bitte. Jetzt ist er da, und wenn du so stark bist, wie du zu glauben scheinst, dann stellst du dich mir", antwortete der Verstand in ernstem Tonfall. Die Liebe sah hilflos zum Herzen hinüber, und als sie seine Zustimmung spürte, sah sie dem Verstand in die Augen und nickte schweigend.

Die beiden setzten sich an den großen Tisch, der in der Herzkammer stand. Jeder der beiden an ein Ende. Der Verstand zündete eine Kerze an, stellt sie in die Mitte und sah die Liebe lange und schweigend an. Nach einer Weile fragte er leise, aber eindringlich: „Jetzt sage mir bitte, wie geht es dir?" Schon in diesem Moment füllten sich die Augen der Liebe mit Tränen. Sie blickte zu Boden und versuchte sie zu unterdrücken. „Es ist alles gut", sprach sie, als sie sich etwas gefangen hatte, „Mir geht es gut und du brauchst dir keine Sorgen um mich zu machen. Ich weiß was ich tue." „Ich mache mir auch keine Sorgen um dich, sondern um die anderen Gefühle, und mich wundert es sehr, dass du das nicht auch tust", antwortete der Verstand ernst. In diesem Moment öffnete sich abermals die Tür der Herzkammer, ein Gefühl nach dem anderen kam herein und trat an den Tisch. Die Liebe blickte von einem zum anderen. Von der Fantasie zur Hoffnung über die Angst und zu allen Gefühlen, die da standen. Zuletzt sah sie zur Seele, der Mutter aller Gefühle, und als sie ihren traurigen Blick sah, konnte sie nicht mehr an sich halten und die Tränen rannen ihr die Wangen herunter.

Der Verstand wartete eine Zeit, damit die Liebe sich etwas beruhigen konnte, und wendete sich dann der Angst zu. „Wie geht es dir?", fragte er die Angst. „Nicht gut", antwortete diese, „Ich sorge mich um die Liebe, ich bin aufgewühlt und ständig unter Anspannung, weil mein Innerstes zurzeit nur auf die Liebe ausgerichtet ist. Das ist sehr anstrengend und es fühlt sich nicht gut an, wenn ich mich nicht auch einmal entspannen kann." Der Verstand nickte der Angst zu und die Angst stellte sich hinter den Verstand. Als nächstes stellte er dieselbe Frage der Fantasie.

Diese zögerte lange, und auch der Liebe, die die anderen Gefühle schluchzend beobachtete, fiel auf, dass die Fantasie sehr farblos wirkte und kaum schillerte, so wie es sich doch für die Fantasie gehörte. „Auch mir geht es nicht gut zurzeit", sagte die Fantasie, „Ich habe am Anfang, genau wie die Liebe, gedacht, dass dieser Mann etwas Besonderes ist, dass wir mit ihm zusammen noch bunter und schillernder werden können, als wir es sowieso schon sind. Er konnte mit uns träumen und die Welt schöner machen. Doch das war wohl nur ein Wunschgedanke. Wir mussten feststellen, dass er nicht einmal dazu in der Lage ist, Farben zu sehen, so sehr wir auch versucht haben, ihm zu zeigen, wie schön unsere Farben leuchten und was wir zusammen alles erreichen könnten. Er hat nur immer genommen, um seine graue Welt zu verschönern, aber nie etwas zurückgegeben. Nur um dann mit harten Worten unsere Träume zu zerstören." Die Fantasie sah die Liebe an. „Ich fühle mich kraftlos und das will ich nicht sein", endete sie und stellte sich hinter den Verstand.

Der Zweifel sagte: „Ich habe es von Anfang an gesagt, dass er nicht gut für uns ist. Dass er zu schwach ist und dass er uns nur als Spielzeug gesehen hat" und stellte sich ebenfalls hinter den Verstand. Ähnlich war es mit dem Trotz, der Wut und der Gleichgültigkeit. Die Erotik hauchte: „Sehr bedauerlich, aber wir haben uns sowieso zu selten gesehen." Dann wandte sich der Verstand dem Wahnsinn zu, der laut und deutlich sprach: „Ich habe die ganze Zeit zusammen mit der Liebe gekämpft und war beeindruckt von ihrer Kraft und ihrem Willen, aber nun ist der Moment gekommen, an dem ich mich ebenfalls zurück ziehen werde, so leid es mir tut!"

Die Fürsorge weinte leise und sagte: „Ich hoffte, wir könnten ihm helfen, zu uns zu finden. Wir haben doch alles versucht. Wir waren immer für ihn da, aber er leider nie für uns. Was war, als es uns nicht gut ging? Wir konnten ihn nicht einmal anrufen. Wann hat er gefragt, wie wir uns fühlen, wie es uns geht mit dem, was wir auf uns nehmen für ihn? Wann hat er uns beruhigt und warum war er nicht hier, um uns unsere Tränen zu trocknen, wenn die Welt über uns zusammen brach? Ich kann mich nicht erinnern." Sie schüttelte traurig den Kopf. Ein Gefühl nach dem anderen stellte sich hinter den Verstand, und die Tränen der Liebe versiegten nach einiger Zeit.

Als letztes trat die Seele hervor, strich der Liebe über den Kopf und sprach: „Ich hoffe du verstehst, dass wir uns nicht mehr hinter dich stellen können. Er zeigt uns nichts, was uns darauf schließen lassen könnte, dass wir ihm etwas bedeuten. Er zweifelt seine eigenen Gefühle für uns an und keiner von uns sieht ein Anzeichen seiner Liebe für uns. Irgendwann kommt der Moment, an dem man merken muss, dass jemand einem nicht gut tut und es nicht wert ist, sich selber für ihn aufzuopfern, und deswegen bitten wir dich, versuche loszulassen. Für dich, aber auch für uns, und wenn wir zusammen halten, können wir auch diese schwere Entscheidung bewältigen.

Die Liebe stand auf und wirkte sehr zerbrechlich. Sie sah alle Gefühle hinter dem Verstand stehen und nickte dann. „Ich will euch nicht leiden sehen und habe nie in dieser Absicht gehandelt. Ich war mir einfach bei ihm so sicher, dass er der Richtige ist. Ich war überzeugt, er könnte unsere große Liebe sein. Ich war mir bei kaum etwas in unserem Leben so sicher." Die Liebe hielt inne, um sich zu fassen. „Ich weiß, dass ihr recht habt, mit allem was ihr sagt. Ich sehe es ein. Wenn jeder von euch so sehr leidet, dann kann er es wahrscheinlich für uns nicht sein. Ich werde tun, was zu tun ist, das verspreche ich euch." Die Liebe wandte sich ab, denn jetzt konnte sie abermals die Tränen nicht zurückhalten.

Der Verstand erhob sich und nickte den Gefühlen zu, denn jedes Wort wäre jetzt zu viel gewesen. Er löschte die Kerze und verließ mit der Seele und den anderen Gefühlen die Herzkammer.

Die Liebe ging zum Herzen und weinte jetzt alle Tränen der Welt. Das Herz versuchte, sie zu wärmen und sie zu beruhigen. Irgendwann presste sie zwischen ihren Tränen hervor: „Ich verstehe es, aber ich begreife es nicht. Wie kann der Verstand über mich, die Liebe, siegen?" Das Herz antwortete erst eine lange Zeit später: „Auch wenn es kurzfristig den Anschein hat, wird der Verstand niemals die Liebe bezwingen. Wahre Liebe findet immer einen Weg, und an eine Sache darfst du nie den Glauben verlieren, dass musst du mir versprechen, hörst du? Verliere niemals den Glauben an Wunder."

Die Enttäuschung meines Lebens

Zu meinem Geburtstag fuhren wir übers Wochenende an die Ostsee. Schon der erste Tag war die Hölle. Daniel war mir so fremd, und ich wäre am liebsten wieder nach Hause gefahren. Zu viel war inzwischen in mir passiert. Ich war aufgewühlt und konnte nicht verstehen, dass wir noch immer in derselben Situation waren. Es hatte sich über die acht Monate nichts geändert.

Ich redete ganz offen über meine Empfindungen, und wir betranken uns. Danach wurde es besser, das Gefühl des Fremdseins wich. Abends beim Zähneputzen kam uns plötzlich eine Idee für ein neues Buchprojekt, und sofort war da wieder die gewohnte Begeisterung und Verbundenheit.

Das verlorene Hochgefühl, etwas zusammen zu erschaffen, flammte wieder auf. Ich konnte mit niemandem so gut spinnen wie mit ihm. Wir warfen uns gegenseitig Ideen wie Bälle zu und bauten daraus ein ganzes Projekt. Es war verrückt, wie gut wir waren. Ich liebte diese Momente – er war mir nach diesen zwei Tagen wieder so nah wie schon lange nicht mehr. Alles war wieder gut. Wir liebten uns durch alle Ecken des Hotelzimmers, und ein weiteres Mal baute ich mein Luftschloss neu auf und zog ohne nachzudenken darin ein.

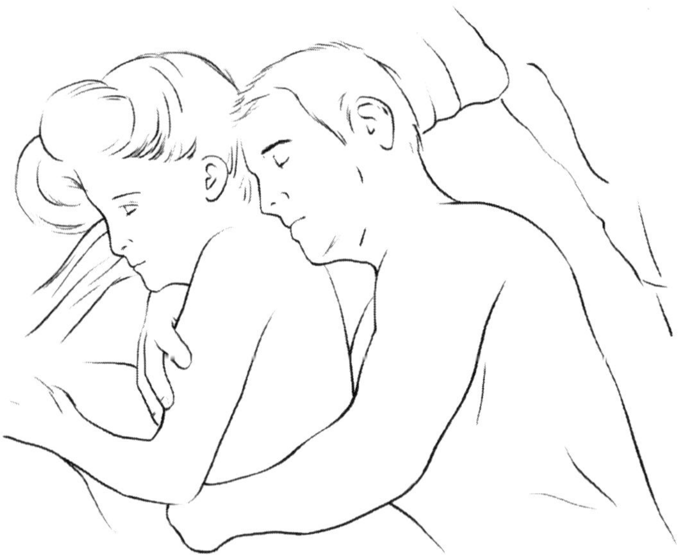

Du

Du setzt mir Trolle auf die Schulter und auf meine Hüften.
Du malst mir das Gesicht der Fantasie auf meinen Rücken.
Du küsst mir Feen entlang meiner Beine und streichelst mir die schönsten Traumwesen auf den Rest meines Körpers.
Ich empfange dich dafür mit allen Farben der Welt und schenke dir Geborgenheit, die man nur finden kann in einem Menschen, der einem so nah ist, als würde man sich selber berühren.

Zwei Wochen später war er wieder bei mir. Wir unternahmen viel, hatten großartigen Sex an allen möglichen Orten, besuchten bizarre Erotikläden, in denen er mir Dinge zeigte, die ich nie zuvor gesehen habe. Manches wollte er ausprobieren und ich machte mit.

Am Samstag waren wir mit meinen Freunden in einem Club. Sie akzeptierten, dass er da war, aber ihre Begeisterung hielt sich in Grenzen, denn sie waren es ja, die mir, wenn es mir schlecht ging, meine Tränen trockneten.

Meine Freundin Sandy hätte ihn gerne einmal zur Seite genommen und mit ihm gesprochen. Sie sagte: „Ich werde diesem Waschlappen jetzt mal den Kopf waschen!“ Ich bekam Angst. Ich hatte das Gefühl, ich müsste Daniel beschützen und flehte sie an, es nicht zu tun, denn ich wusste ja, wie Daniel reagiert, wenn er unter Druck gesetzt wird. Ich hatte so eine Angst, dass er sich dann wieder in die Enge getrieben fühlen würde und dass ich ihn dann verlieren könnte. Sandy verstand meine Angst nicht, aber sie willigte ein.

Wir feierten also ausgelassen, hatten tollen Sex und dadurch, dass ich ja jedes unbequeme Gespräch von ihm fern hielt, ein entspanntes Wochenende. „Ich liebe dieses Leben mit dir“, sagte er. „Es ist so anders als meins“.

Ich begann wieder positiv nach vorne zu sehen. Durch unser neues Projekt, seine häufigeren Besuche und durch seine Worte. Ich war wieder an einem Punkt, an dem ich die Zweifel wegwischte.

Doch dann passierte etwas Ungeplantes. Eine Woche vor Weihnachten merkte ich, dass ich meine Tage nicht bekommen hatte. Ich wurde nicht sonderlich nervös, denn ich verhütete mit der Spirale, machte mir aber schon ein paar Gedanken.

Natürlich erzählte ich Daniel davon. Seine Reaktion ließ mich stutzen. Er rief fast stündlich bei mir an, fragte, wie es mir geht, und konnte über kein anderes Thema mehr sprechen. Ich versprach ihm, zum Arzt zu gehen, falls sich an der Situation innerhalb der nächsten zwei Tage nichts ändern würde. Mittags rief er erneut bei mir an und war völlig aufgelöst. Die Uni hatte ihn exmatrikuliert, weil er seine Studienzeit überzogen hatte. Sämtliche Zukunftspläne lösten sich für ihn ihn Luft auf. Ich versuchte ihn zu beruhigen, doch er war wie von Sinnen. Daniel schwankte zwischen Zukunftsängsten und dem Hochgefühl der gewonnen Freiheit. In einem Moment weinte er, im nächsten schmiedete er die absonderlichsten Pläne. Pläne die mich mit einschlossen. Ich versuchte ihn zu beruhigen. Redete stundenlang mit ihm und versuchte, ihm die Ängste zu nehmen. Ich selber hielt diese neue Situation für ein Geschenk des Schicksals. Endlich war er frei!

Ich ging am Tag vor Heiligabend zum Arzt und war danach nicht schlauer als vorher. Zwar ergab der

Schwangerschaftstest ein negatives Ergebnis, dennoch war die Schleimhaut aufgebaut. Durch die Spirale wäre aber eine Schwangerschaft gar nicht möglich gewesen. Ich erhielt für Anfang Januar einen Termin zu Ausschabung und teilte das Daniel so mit. Er sagte: „Dann weiß ich jetzt, was ich zu tun habe. Ich werde für dich da sein. Hier gibt es sowieso nichts mehr, was mich hält." Danach bekam ich eine SMS, in der stand: „Tabula Rasa – eine Sache klären; komplett von vorne beginnen; Ordnung schaffen." Ich dachte: Endlich! Jetzt hat alles endlich ein Ende. Er kommt also doch zu mir, und ich weinte. Dieses Mal vor Glück.

Dann allerdings hörte ich gar nichts mehr von ihm. Heiligabend verbrachte ich mit meinem Ex-Mann, meinen Kindern und meinen Eltern bei mir im Haus. Es war die Hölle. Alle zwei Minuten starrte ich auf mein Telefon. Ich schickte ihm Nachrichten, aber erhielt keine Antwort. Ich schwankte zwischen Sorge, dass er sich etwas angetan hat, und Verzweiflung. Tausend Filme spielten sich in meinem Kopf ab, ich betrank mich später mit drei Flaschen Rotwein und kotzte dann die ganze Nacht.

Am nächsten Tag kam meine beste Freundin und abends schrieb sie ihn von ihrem Telefon aus einfach an. Daniel teilte ihr in einer langen Nachricht mit, dass er Carmen alles erzählt hätte und ihm jetzt klar wäre, dass er einen großen Fehler begangen hätte. Carmen würde ihm verzeihen, und er hätte sich jetzt entschieden. Für Carmen, gegen mich.

Ich war sprachlos, fassungslos, wütend. Ich konnte nicht glauben, was ich gerade erlebte. Ich dachte, ich stecke mitten in einem Alptraum und würde sicher gleich aufwachen. Aber ich wachte nicht auf. Der Mann, an den ich so sehr glaubte, für den ich über Grenzen ging und den ich aus der Tiefe meines Herzens liebte, entschied sich für eine Frau, die er nicht einmal anfassen konnte! Das konnte doch nicht sein? Wo waren die gemeinsamen Träume und Ziele? Dazu kam, dass er das nicht einmal mir selber schrieb, sondern meiner Freundin. Ich erkannte, dass ich den Mann, den ich für meinen Seelenpartner hielt, in Wirklichkeit nie gekannt hatte, und dass er auch noch ein erbärmlicher Feigling war. Ich hatte Monate lang in einer Lüge gelebt. Für meine Enttäuschung gab es keine Worte.

Immerhin bot er noch an, zum Ausschabungstermin zu kommen. Wahrscheinlich für den Fall, ich wäre wirklich schwanger gewesen, er und Carmen sicher sein konnten, dass das Baby dann auch wirklich weg ist.

Ich fiel in ein tiefes Loch und war froh, dass meine Kinder die Feiertage bei ihren Tanten verbrachten.

So sehr ich auch litt, ich war immer noch eine starke Frau. Also beschloss ich nach einigen Tagen, dass ich genug geweint hatte. Ich ging morgens wieder joggen, um auf andere Gedanken zu kommen, und auch meine Wut wich.

So verrückt es war, ich verstand ihn. Ich konnte verstehen, dass er sich so entschieden hatte. Dass er durch den Druck, dem er nun durch seine Zukunftsängste und den drohenden Verlust seines Zuhauses ausgesetzt war, diesen Weg gehen musste. Ich hatte mehr Verständnis für ihn als für mich.

Am meisten Mitleid hatte ich aber mit Carmen. Sie tat mir so furchtbar leid. Wie musste es ihr jetzt gehen, nachdem sie die Wahrheit erfahren hatte? Aber wie es mir selber ging, das verdrängte ich.

Als meine Periode endlich einen Tag vor Silvester einsetzte, schickte ich ihm eine SMS: „Ihr könnt aufatmen. Meine Blutungen haben eingesetzt. Ich wünsche euch einen guten Rutsch."

Silvester tanzte ich mit meinem Exmann auf den Tischen und feierte. Ich war okay. Bis um Punkt zwölf eine Nachricht kam. Darin stand:

„Ich weiß, dass du heute Nacht glänzt und glitzerst. Du wirst jeden verzaubern, der mit dir im selben Raum ist. Ich wünsche dir ein schönes neues Jahr. Dein König der Narren."

Wir hätten es an diesem Punkt dabei belassen sollen. Daniel war nicht stark genug, ein Leben an meiner Seite zu führen. Er war schwach, kein „Mann", und wie meine Freundin so schön sagte: „Ein Waschlappen". Es gab schon jetzt zu viele Tränen.

Dazu kam, dass Carmen mir eine E-Mail schrieb – sie war schrecklich verständnisvoll. Sie suchte die ganze Schuld dafür, dass Daniel fremdgegangen war, bei sich und schrieb mir, dass sie meinen Blog gelesen und meine Bilder gesehen hätte. Sie schrieb weiter, sie könnte verstehen, dass Daniel sich in mich verliebt hatte.

Heute schüttele ich nur noch den Kopf. Daniel hat es sowohl bei ihr als auch bei mir geschafft, dass wir beide uns komplett selber aufgegeben haben. Dass wir alles taten, damit es ihm gut ging, und wenn er litt, suchten wir sämtliche Schuld bei uns.

Ich schrieb ihr zurück und entschuldigte mich. Ich sagte ihr, dass ich immer gedacht hatte, die Beziehung wäre vorbei und dass so etwas sonst niemals passiert wäre. Dann schrieb ich ihr:

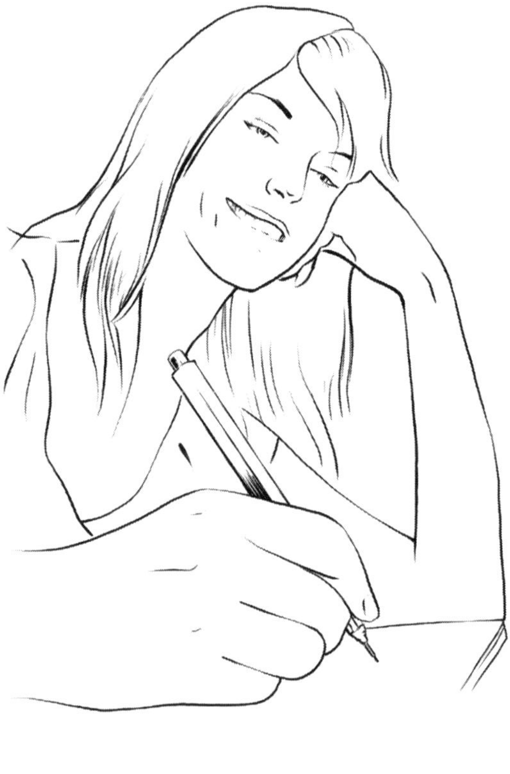

Die Liebe zu sich selber

Die Seele traf seit langer Zeit auf die Erinnerung, die in den wolkenverhangenen Himmel blickte und mit ihren Gedanken in alten Zeiten steckte. „An was denkst du?“, fragte die Seele liebevoll, denn auch sie hörte gerne die Geschichten von früher. Die Erinnerung hatte immer viel zu erzählen, und es war wichtig, ihr zuzuhören, denn durch das bereits Erlebte konnte man besser verstehen, warum man auf verschiedene Ereignisse so reagierte, wie man es grade tat.

“Ich denke über den Sinn unserer gelebten Beziehungen nach und vergleiche sie miteinander”, antwortete die Erinnerung. „Was hat uns dazu bewegt, Beziehungen einzugehen, Beziehungen zu beenden, oder welche, die kaputt waren, aufrecht zu erhalten und um verloren gegangene Gefühle zu kämpfen? Worin liegt der Sinn, sich auf einen Menschen einzulassen, einem anderen Menschen seine Liebe zu schenken und sich dafür zu entscheiden, sein Leben mit ihm zu teilen, auch wenn das Risiko des Verlustes eines geliebten Menschen in dieser schnellen Zeit immer präsent ist?“

Die Seele dachte nach, und auch sie sah Momente der Vergangenheit. Momente des höchsten Glücks, der Freude, der Liebe, aber auch Momente der Hilflosigkeit, der Trauer und der Wut.

„Vielleicht, weil es das schönste Gefühl der Welt ist, mit einem Menschen, für den das Herz schlägt, gemeinsam gesteckte Ziele zu erreichen. In dessen Augen zu sehen und ihm sagen zu können, dass durch ihn das eigene Leben schöner, bunter und erfüllter ist, als ohne ihn. Weil es nichts Schöneres gibt, einen Menschen, den man liebt, glücklich zu machen?"

„Das sehe ich nicht ganz so", antwortete die Erinnerung. „Natürlich ist es wichtig, den Menschen, den man liebt, glücklich zu machen, aber ist es nicht genauso wichtig, von diesem Menschen glücklich gemacht zu werden? Was nützt eine Beziehung, in der man jemanden versucht glücklich zu machen, aber erkennt, selber nicht glücklicher durch ihn zu werden? Dann ist die Beziehung einseitig und wenig wertvoll, oder? Erinnere dich an die Momente, in denen wir geliebt haben, aber nichts zurückbekamen. Wie haben wir uns da gefühlt?"

Die Seele dachte daran, an diese Momente, in denen sie geliebt hatten, aber nicht aus vollem Herzen zurück geliebt wurden, und wurde traurig. „Du hast recht", sagte sie. „Erfüllung in der Liebe hat man nur, wenn man von einem Menschen, den man liebt, aus vollem Herzen zurück geliebt wird. Wenn man aber an der Liebe für sich zweifelt, dann ist es verletzend, man verliert den Glauben an sich selber und kämpft um etwas, das aussichtslos ist, denn Liebe zweifelt nicht. Liebe macht das Leben bunter, schöner und leichter – und niemals schwer. Das passiert nur bei toter Liebe, und wenn man das erkennt, dann wird es Zeit zu gehen, um wenigstens die Liebe für sich selber nicht zu verlieren."

„Es ist bitter und schmerzhaft, das für sich zu erkennen, aber das Allerwichtigste für jeden Menschen ist, ehrlich zu sich selber zu sein. Kein anderer Mensch ist es wert, dass man, nur weil ein anderer einen nicht genug liebt, die Liebe für sich selber verliert, denn sie ist das Wichtigste, was wir haben", sagte die Erinnerung. „Denn nur mit der Liebe, die wir für uns selber empfinden, unserer Kraft und dem Mut, der in uns steckt, und mit einer Seele, so wie du eine bist, die die Gefühle zusammen hält, kann man zum eigenen Glück finden – und dieses ist niemals von einem anderen Menschen abhängig."

Die Seele und die Erinnerung standen noch lange zusammen, blickten in den Himmel und waren sich dessen bewusst, dass alles, woran sie sich erinnerten und was sie in ihrem Leben bisher erfahren mussten, einzig und allein dem Sinn diente, zu erkennen, dass das Wertvollste, was ein Mensch besitzt, die Achtung und die Liebe zu sich selber ist.

Daniel und ich hielten weiter Kontakt. Es ging ja nicht anders, denn wir waren durch das Buch aneinander gebunden. Er erzählte mir, dass Carmen und er eine Paartherapie beginnen würden und dass sie viel reden und ihre Beziehung aufarbeiten würden. Er erzählte mir alles. Wir arbeiteten weiter an kleinen Projekten, und auch wenn Carmen davon nicht begeistert war, ließ sie es zu. Davor ziehe ich noch heute den Hut.

Ich hingegen unternahm wieder viel mit meinem Exmann und genoss die Vertrautheit, die zwischen uns war, die Ruhe und die Unterstützung bei den Kindern.

Ich überdachte meine Einstellung zu Beziehungen und hätte fast den Fehler gemacht, aus Bequemlichkeit zurück in meine Ehe zu gehen. Zum Glück wurde mir noch rechtzeitig klar, was das für ein Riesenfehler gewesen wäre, denn das wäre ein:

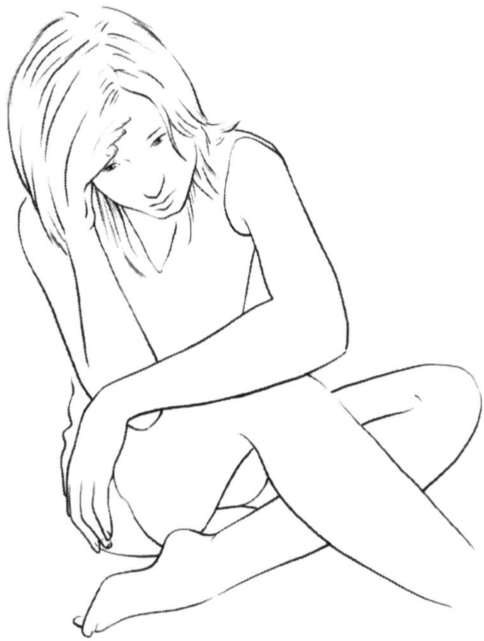

Schlechter Tausch

Die Fantasie flatterte um die Liebe herum und stupste sie immer wieder leicht mit ihren Flügeln an. „Geh weg! Geh endlich weg! Ich will dich nicht sehen! Vielleicht will ich dich nie wieder sehen!", schrie die Liebe und Tränen traten ihr in die Augen. Die Fantasie erstarrte. So hatte sie die Liebe noch nie erlebt. „Was ist mit dir passiert?", fragte sie leise, und auch die anderen Gefühle sahen die Liebe erschrocken an.

Die Liebe blickte zu Boden. „Ich zweifele gerade alles an, was ich immer geglaubt habe. Ich traue mir selbst nicht mehr und weiß nicht mehr, was richtig und was falsch ist", antwortete sie leise. „Ich dachte, ich kann fühlen, wenn eine Sache gut ist, wenn das Glück greifbar ist und wenn man einen Menschen gefunden hat, der es schafft, das eigene Leben noch schöner zu machen. Ich habe gedacht, dass wenn das Schicksal einem so deutlich zu verstehen gibt, wie der Weg zu gehen ist, keiner mehr an der Richtigkeit dieses Glücks zweifeln würde und es in Frage stellt, aber anscheinend bin ich die einzige, die nie gezweifelt hat und muss erkennen, dass ich nicht mehr als eine Träumerin bin."

Die Fantasie schüttelte energisch den Kopf und fragte: „Warum willst du aber mich dann nicht mehr sehen?" Die Liebe sah traurig zur Fantasie und antwortete: „Vielleicht muss ich lernen, dass die Sicherheit, das Vertrauen, die Verantwortung und die Gewohnheit wichtiger sind als

Glück, Freude, Verlangen, Fantasie und auch wichtiger als ich, die Liebe?"

In diesem Moment lachte der Verstand laut auf. „Was versuchst du dir denn einzureden, meine Kleine?", fragte er väterlich, „Wie kommst du auf so absurde Gedanken? Jedes Gefühl ist wichtig! Vertrauen und Verantwortung sollte man aber in erster Linie sich selber gegenüber haben, nicht einem anderen Menschen gegenüber. Sicherheit in einer Beziehung erarbeitet man sich, und die Gewohnheit kommt irgendwann von alleine, wenn man nicht aufpasst. Aber die Gefühle, die du bereit bist zu opfern, das sind die, die das Leben lebenswert machen. Das Glück über gemeinsam erreichte Ziele, die Freude, die man empfindet, weil der andere bei einem ist, das Verlangen nach den Küssen eines Menschen, den man liebt – und damit meine ich Liebesküsse und keine toten Küsse, bei denen man nichts fühlt – und die Fantasie, die es schaffen kann, eine Liebe bis ins Alter jung zu erhalten, das sind die Gefühle, die man zum Leben und zum Glücklichsein braucht. Bist du wirklich bereit, ohne das alles zu leben?"

Die Liebe sah den Verstand an und schüttelte unter Tränen den Kopf. Der Verstand ging auf sie zu, nahm sie in den Arm und sagte: „Das hätte mich jetzt auch sehr gewundert, denn das wäre, als ob ein Vogel nicht mehr fliegen wollen würde. Jeder hat ab und zu Momente, in denen er alles in Frage stellt. In denen man verzweifelt ist und die Gefahr droht, sich für den einfachen Weg zu entscheiden, anstatt für den richtigen." Er sah die Liebe eindringlich an und fuhr fort: „Wichtig ist aber, dass man dann erkennt, dass so ein Leben nichts anderes wäre als ein furchtbar schlechter Tausch."

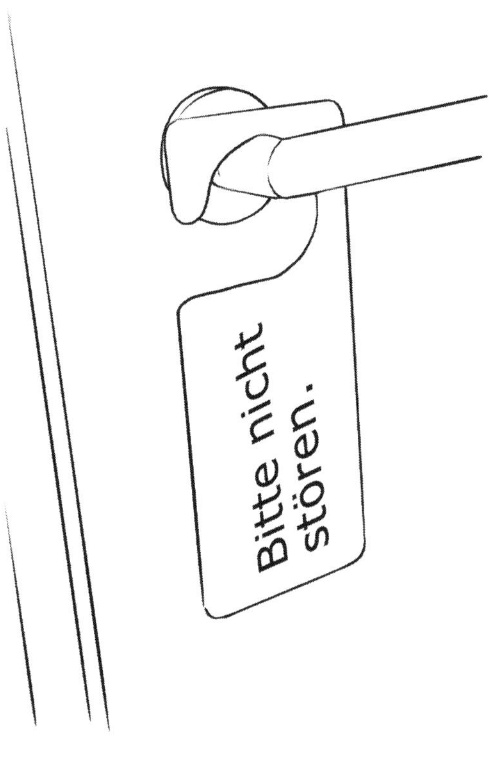
Bitte nicht
stören.

Rache?

Es dauerte keine vier Wochen, und Daniel schickte mir wieder eindeutige Nachrichten. Zu diesem Zeitpunkt hatte ich ihn zwar noch immer tief im meinem Herzen, aber mein Respekt für ihn war gestorben. Mir war seine Schwäche mittlerweile bewusst, und dass er in einem Leben an meiner Seite gnadenlos untergehen würde. Trotzdem gab es da noch immer eine unheimliche Anziehungskraft. Ich konnte das nicht abstellen.

Eine Woche später verabredeten wir uns. Am Abend davor war Alex bei mir. Er konnte nach all dem Geschehenen nicht fassen, dass ich mich tatsächlich noch einmal mit Daniel treffen wollte. Alex wurde richtig sauer. Er versuchte, an mein Gewissen zu appellieren. Auch Carmen gegenüber. Aber ich ignorierte ihn und fuhr zum verabredeten Termin. Ich wollte wissen, was es mit mir macht, wenn ich ihn sehe.

Daniel hatte ein Hotel gebucht. Die Situation war fast komisch. Er versuchte mir noch einmal Auge in Auge zu erklären, was Weihnachten bei ihm passiert war – es berührte mich nicht. Ich war knallhart. Ich erkannte mich selber kaum. Ich hatte um mein Herz eine Mauer gelegt.

Dennoch haben wir wieder miteinander geschlafen. Es war nicht gut. Er hat mich gefesselt und mir dabei meinen Arm so schmerzhaft verbogen, dass ich noch Monate später damit Probleme hatte. Es war nur Sex. Harter, brutaler Sex.

Mehr war es für mich nicht.

Als wir beim zweiten oder dritten Mal waren, klingelte sein Telefon. Carmen war dran und ich hörte sie am anderen Ende der Leitung weinen. Sie hatte herausgefunden, dass Daniel nicht auf der Arbeit war. Er versuchte sie zu beruhigen. Ich hörte seine Lügen und ich lachte ihn aus. In diesem Moment empfand ich nichts anderes als Abneigung und Ekel. Ich zog mich an.

Nachdem ich ihn zum Bahnhof gefahren hatte, saßen wir auf dem Parkplatz noch eine Zeit lang im Auto und redeten. Er nahm meine Hand und fragte: „Liebst du mich noch?“ Ich sah ihn lange schweigend an. Die traurige Antwort war: Ja. Tief in meinem Inneren liebte ich ihn noch. Meine Antwort an ihn aber lautete: „Nein! Wie könnte ich?“

Ich fuhr nach Hause. Mir ging es gut. Ich hatte meinen Stolz zurück. Ich sang im Auto. Laut und schief. Ich hatte das Gefühl, dass ich jetzt aus der Sache als Gewinnerin hinausging. Carmen tat mir zwar leid, aber andererseits hatte auch sie immer die Wahl, zu gehen. Jeder lässt das mit sich machen, wozu er bereit ist. Das war mir inzwischen klar geworden.

Später erfuhr ich, dass sie über Facebook einen anonymen Hinweis auf mein Treffen mit Daniel bekommen hatte. Ich wusste sofort, dass das Alex gewesen war, aber ich war ihm nicht einmal böse. Alles kommt, wie es kommen muss. Carmen hat Daniel verprügelt, als er zuhause ankam. Aber auch das erfuhr ich erst später.

In diesem Moment war ich jedenfalls:

Der wirkliche Gewinner

„Du siehst gut aus!", sagte das Herz zu der Liebe, als diese die Herzkammer betrat. Die Liebe sah das Herz lächelnd an. „Ja, mir geht es eigentlich auch gut", antwortete sie zögernd, „Ich fühle mich stark und merke, wie viel Freude ich am Leben habe. Trotzdem hätte ich mir das Ende anders gewünscht."

Das Herz nickte. „Leider kann man sich das Ende nicht immer aussuchen." Die Liebe stimmte zu und dachte einen Moment nach. „Ich hatte so tiefe Gefühle und kann jetzt nicht einmal mehr sagen, warum. Ich habe in ihm etwas gesehen, was er nie war und habe so viele Tränen geweint. Jetzt sehe ich klarer und muss erkennen, dass ich so lange eine Illusion aufrecht erhalten habe, nur um mir nicht schon viel früher eingestehen zu müssen, dass ich mich in ihm irrte. Das tut weh und ist eine Erkenntnis, auf die ich sehr gerne verzichtet hätte."

Die Liebe ging zum Herzen und setzte sich zu ihm. Sie flüsterte: „Wenn Liebe geht, dann kann normalerweise Freundschaft bleiben. Aber hier ist die Sache etwas anders." Das Herz hörte der Liebe aufmerksam zu. Sie fuhr fort: „Ich habe das Wichtigste verloren, was man einem anderen Menschen entgegenbringen kann. Ich habe meinen Respekt ihm gegenüber verloren. Schlimmer noch! Ich ekle mich davor, wenn ich mich an Berührungen erinnere. Ich finde nichts Schönes mehr und darüber ärgere ich mich."

Das Herz dachte nach. „Manchmal ist es so, dass man sich eine Sache so sehr wünscht, dass man in das, was in Wirklichkeit da ist, viel mehr hineininterpretiert, als man sollte. Man stellt sich Dinge vor, wie sie sein könnten, ohne der Realität Zutritt zu erlauben, weil man diesen Traum nicht verlieren möchte. Wenn man dann aufwacht, ist man wie benommen und erkennt Stück für Stück, dass es eben doch nur ein Traum war. Aber wenn es so ist, dann solltest du dankbar sein, dass du aufgewacht bist. Auch wenn es im ersten Moment schmerzhaft war, denn es ist so, dass man manchmal der wirkliche Gewinner ist, obwohl man zuerst denkt, dass man verloren hat. Ärgere dich nicht über dich, sondern behalte deine Stärke. Glaube weiter an deine Träume und glaube auch weiter an Märchen, denn wenn man an Märchen glaubt, dann passieren sie auch eines Tages."

Die Liebe lachte: „Ich kann doch gar nicht anders. Du hast recht. Wir machen weiter wie bisher und leben und lieben aus vollem Herzen, auch wenn es sein kann, dass man sich mal in den falschen Traum verrennt. Es ist ein wunderbares Gefühl zu wissen, dass es immer wieder diese Momente im Leben gibt, in denen einem bewusst wird, dass man seinen Kopf von alten Geschichten leeren muss. Es gibt neue Menschen, neue Dinge und wieder ein gefühltes neues Leben. Ich freue mich darauf und hoffe, dass irgendwann der Tag kommt, an dem ich zurückblicke und auch an diesen unerfüllten Traum lächelnd zurückdenken kann."

Die Liebe sprang auf, zwinkerte dem Herzen zu und verließ die Herzkammer. Das Herz blickte ihr erleichtert hinterher. Es war sich sicher, dass es von diesem nicht erfüllten Traum keine Narben mehr bekommen würde.

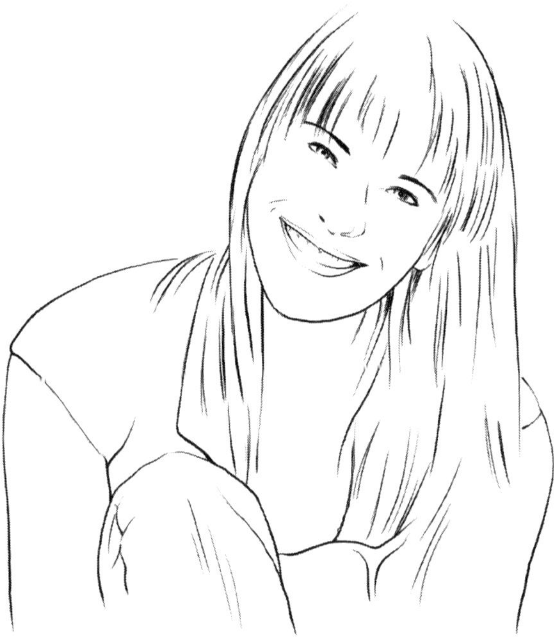

Weiter geht's

Ich machte weiter mit meinen Projekten und es war okay. Daniel war mit seinen Zeichnungen fertig und somit waren wir auch nicht mehr auf irgendeine Art der Kommunikation angewiesen. Die anderen Projekte hatte ich auf Eis gelegt.

Es gab Tage, an denen ich Daniel vermisste, und welche, an denen ich nicht an ihn dachte. Ich vergaß mehr und mehr die schlechten Dinge und erinnerte mich lächelnd an die guten. Ab und an hörte ich etwas von ihm über unsere Verlegerin, und selten tauschten wir uns kurz geschäftlich aus.

Natürlich hatte ich Einbrüche. Wenn ich bestimmte Lieder hörte, oder seine Bilder ansah, die noch immer überall in meinem Haus standen. Aber ich war wieder fröhlich. Es ging mir gut.

Ich lernte Michael kennen und telefonierte Stunde um Stunde mit ihm. Wir trafen uns und er verliebte sich Hals über Kopf in mich. Ich fand ihn süß. Aber mit ihm passierte das mir Altbekannte. Ich fühlte mich eingeengt. Trotzdem versuchten wir eine Beziehung.

Ich frage mich oft, ob es wohl bei Daniel genauso gewesen wäre, wenn er hier in der Nähe gewohnt hätte, und als Single. Ob ich auch nach zwei Wochen gemerkt hätte, dass es mir zu eng wird? Ob nicht genau dieser

Abstand der Auslöser war, ihn überhaupt so nah an mich heran zu lassen?

Ich wollte weitergehen, das Erlebte hinter mir lassen und schrieb:

Dreh dich nicht um

„Du weißt, dass er dich geliebt hat, oder?“, fragte die Seele die Liebe. Die Liebe nickte stumm. „Er hat dich sogar sehr geliebt, aber sein Problem war, dass er sich selber nicht genug liebte. So sehr er es sich auch gewünscht hat, es zu können.“

„Das ist genau der Punkt um den meine Gedanken immer wieder kreisen. Ich kann nicht verstehen, wie ein Mensch einen anderen so sehr liebt und auch zurück geliebt wird, aber man trotzdem keinen gemeinsamen Weg findet“, sagte die Liebe leise.

Die Seele setzte sich zu der Liebe und legte sanft den Arm um sie. „Wir Menschen sind sehr verschieden, weißt du. Es gibt Menschen wie wir es sind, die gelernt haben, sich selber zu vertrauen. Die, wenn sie etwas wollen und spüren, dass es sich richtig anfühlt, einfach machen was nötig ist, um ihre Ziele zu erreichen. Auch wir haben manchmal Ängste, aber wir wissen, dass wir niemals an unser Ziel kommen, wenn wir uns von ihnen einschüchtern lassen. Andere Menschen aber sind anders als wir. Für sie ist jede Veränderung, die uns vielleicht als Kleinigkeit erscheint, ein riesiger Berg, den sie nicht in der Lage sind zu besteigen. Das denken sie zumindest. Je mehr diese Menschen an den Berg denken, desto höher wird er und irgendwann sind sie an dem Punkt, an dem der Berg bis in den Himmel reicht und keiner mehr sie dazu bewegen kann, einfach los zu gehen. Wenn sie wüssten, wie einfach es ist, würden sie irgendwann auf der Spitze stehen, sich erstaunt umsehen und denken: 'Wenn ich gewusst hätte, dass es so leicht ist, dann hätte ich es schon viel früher getan.' Aber da sie niemals losgehen, wird ihnen diese Erkenntnis immer verwehrt bleiben."

Die Liebe antwortete: "Ich hätte ihm aber so gerne gezeigt, wie einfach es ist. Er jedoch ging vor und zurück und blieb dann wieder stehen. Das machte mich verrückt und er ließ mich dadurch nicht zur Ruhe kommen. In manchen Momenten merkte ich, wie er Anlauf nahm, um dann mitten drinnen stehen zu bleiben – und war danach so gelähmt, dass er keinen Schritt mehr machen konnte."

Die Seele stimmte der Liebe zu: "Ja, auch das ist normal, aber auch daran wirst du nichts ändern können. Du musst lernen, dass du niemals einen Menschen, der so denkt, dazu bewegen kannst, es zu versuchen. Das muss er, wenn er es will, ganz alleine machen. Vielleicht macht er es auch niemals. Aber du musst für dich selber weiter gehen, und zwar alleine. Denn wenn du mit ihm vor dem Berg stehen bleibst, dann änderst du dich für ihn. Das würde vielleicht eine Weile gut gehen, aber dann wirst du ihm Vorwürfe machen, weil er nicht mit dir mithalten kann und er wird noch mehr leiden. Ich weiß, wie schwer es dir fällt, denn ich weiß, wie viel du für ihn empfunden hast. Aber wenn du weiter gehst, verspreche ich dir, dass du auf deiner Reise Menschen finden wirst, die mir dir gehen, ohne zu fragen. Menschen, die es einfach tun, dich unterstützen und dich dadurch noch stärker machen, als du es jetzt schon bist."

Die Liebe sah die Seele lächelnd an und sagte: "Du hast recht. Ich kann nicht anders sein, als ich bin. Ich kann nicht stehen bleiben. Kein Mensch sollte anders sein müssen als er ist, denn jeder von uns hat seinen Platz. Meiner ist nicht vor dem Berg, sondern oben drauf, und ich gehe auf der anderen Seite wieder runter, nur um dann wieder auf den nächsten zu steigen. Er aber muss da bleiben wo er ist. Ich werde lernen, es zu akzeptieren."

"Wir wissen beide, dass es nur so geht", sagte die Seele, „Tue dir und mir aber einen Gefallen, bitte. Erinnere dich an das Gute und an das, was du von ihm gelernt hast, aber dreh dich nicht mehr um, denn sonst legst du den Menschen, die mit dir gehen wollen, Steine in Weg, die sie stolpern lassen. Sorge dafür, dass die Menschen, die sich dafür entschieden haben bei dir zu sein, einen freien Weg haben. Einen freien Weg über den Berg und einen freien Weg in dein Herz."

Die Liebe lächelte und nickte, denn sie verstand, dass Liebe bedeuten kann, loszulassen und ohne einander weiter zu gehen, damit jeder für sich die Chance hat, glücklich zu werden.

Michael wollte alles. Er hätte mich am liebsten vom Fleck weg geheiratet. Aber er hatte nie eine reale Chance. Michael war für mich eine Ablenkung, mehr nicht. Auch wenn ich wusste, dass er eventuell gut für mich und meine Kinder sein könnte. Wenn ich mit Michael schlief, habe ich mir oft vorgestellt, dass es Daniel wäre. Ich vermisste unseren Sex und irgendwann merkte ich, dass Daniel es mehr und mehr zurück in meinen Kopf schaffte. Trotzdem wollte ich es mit Michael probieren. Tatsache war jedoch, ich habe mich einfach nicht in Michael verlieben können.

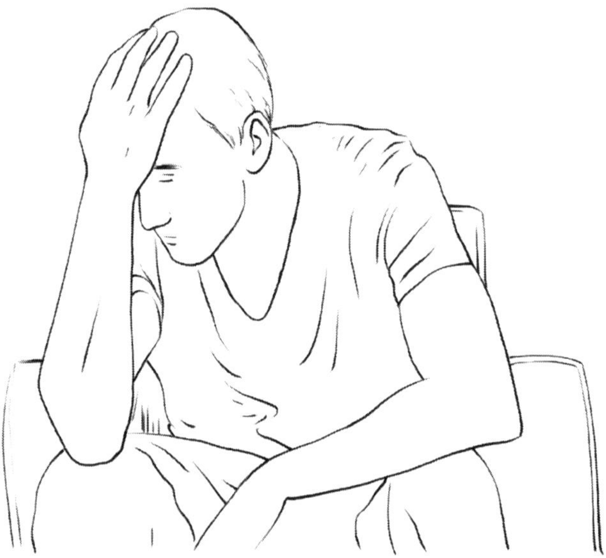

„Nur weil du gut für mich bist, heißt das leider noch lange nicht, dass du gut genug für mich bist."

Ich war gnadenlos ehrlich zu Michael. Er wusste auch um die Geschichte mit Daniel und hörte sich alles an. Heute tut es mir leid, dass ich ihm so viel erzählt habe, denn ich habe ihm sehr wehgetan. Michael hat unter meiner Vorgeschichte sehr gelitten und unheimlich viel Verständnis für mich aufgebracht.

Ich wusste von meiner Verlegerin, dass Daniel mit Carmen in der Türkei war. Ich hoffte, dass die beiden dort wieder einen Weg zueinander finden würden. Diese Hoffnung war aufrichtig. Umso überraschter war ich, als ich eine SMS von ihm bekam, in der er mich um Zugangsdaten für eine alte gemeinsame E-Mailadresse bat. Ich antwortete in lockerem Ton und wünschte noch einen schönen Urlaub. Von ihm kam ein „sehr lustig“ zurück. Ich wunderte mich zwar, ging aber nicht weiter darauf ein.

Als Daniel eine Woche später wieder in Deutschland war, schrieb er mir eine Nachricht, mit der ich nicht gerechnet hatte. Sie haute mich von null auf hundert um Monate zurück:

„Ich habe den Fehler meines Lebens gemacht. Mir ist klar geworden, was ich will, und ich habe so eine Angst davor, dass du mich jetzt nicht mehr willst. Ich liebe dich mehr als du dir vorstellen kannst. Ich kann es jetzt. Ich spüre, dass ich es kann. Bitte lass mich dir beweisen, dass ich in der Lage bin, alles für uns zu tun. Ich verspreche dir, dir nie wieder weh zu tun! Ich liebe dich wie verrückt und aus der Tiefe meines Herzens.“

Ich war restlos überfordert. Michael saß mir gegenüber als ich die Nachricht las. Ich sah ihm in die Augen und wusste, dass es ab diesem Moment mit Michael und mir vorbei war. Mein Herz pochte laut und ich wollte nichts anderes, als Daniel sehen.

Er kam zwei Tage später und wir gingen essen. Ich erzählte ihm von Michael und er mir von dem Urlaub mit Carmen. Davon, dass er es nicht ertragen konnte, wenn sie seine Hand nahm. Dass er es nur zulassen konnte, wenn er sich vorgestellt hatte, dass ich es wäre.

Ich hörte ihm lange zu, und zum ersten Mal in unserer Beziehung war mein Verstand stärker als mein Herz. Ich sagte ihm ganz klar, dass ich nicht an ihn glaubte, und ich sah in seinen Augen, dass er es selber nicht tat.

Er versuchte mir zu erklären, wie es in ihm aussah. Dass er das Gefühl hatte, in zwei Welten zu leben. Der alten, die ihm so vertraut war, und der neuen, in der er gerne leben würde, aber dass die Angst vor der neuen Welt ihn lähmte. Wir küssten uns und ich weinte.

Natürlich schliefen wir miteinander, und es war so vertraut. Es war, als würde ich mit mir selber schlafen. Nachts wachte ich auf – Daniel küsste meinen ganzen Körper. Er bedeckte ihn mit Millionen Küssen, vom Haaransatz bis zu den Fußspitzen.

Küsse voller Liebe – Liebesküsse.

Am nächsten Morgen schickte ich ihn nach Hause. Ich hatte mich entschieden, gegen ihn, denn ich fühlte, dass er sich nicht ändern konnte.

Ich habe es zwei Stunden geschafft, das Gefühl aufrecht zu erhalten, dass es so richtig ist. Dann brach ich weinend zusammen. Ich hätte mir selber ins Gesicht schlagen können. Ich hätte mich nicht mit ihm treffen dürfen. Alles war wieder da. Ich war nicht in der Lage, diese zerstörerische, kranke und mir nicht gut tuende Beziehung zu lösen. Es war das

Seelenband

Ich habe nicht gemerkt, wie du es um mich legtest. Ich wollte mich niemals binden. Ganz langsam zog es sich zu. Du zogst es um mein Herz und um meinen Körper. Irgendwann aber wurde mir klar, dass du noch viel mehr gebunden hast. Du hast meine Seele gebunden. Unwiderruflich und nicht zu lösen schlingt sich nun das Seelenband von deiner Seele zu meiner und macht beide dadurch vollkommen.

So absurd und so krank es war: Es ging also wieder von vorne los. Ich verließ Michael. Daniel und ich trafen uns in anderen Städten. Wir nahmen unsere Projekte wieder auf. Wenn wir uns sahen, dann war alles gut. Wir gingen auch in sexueller Richtung wieder einen Schritt weiter. Er wurde noch dunkler und härter. Ich ging mit Daniel über meine eigenen Grenzen und nahm daran keinen Anstoß mehr.

An einem Nachmittag waren wir in einem Waldstück und standen, nachdem wir im Auto Sex gehabt hatten, bis die Scheiben von innen beschlugen, auf einer Lichtung. Ich stellte mich auf einen Baumstumpf und er stand hinter mir. Es regnete in Strömen und er hielt mich fest. Wir sinnierten darüber, ob hier nachts die Waldfeen und Wichtel standen und ihre Versammlungen abhielten, und wenn es so wäre, sagte er, „dann bist du die Feenkönigin." Es war einer von diesen besondere Momenten, den Zaubermomenten. Zwei Spinner in einer zu ernsten Welt.

Genau daran habe ich festgehalten. An dieser Mischung aus Fantasie und Träumereien und dem außergewöhnlichen Sex. Trotz all dem Erlebten, den Tränen und dem Schmerz. Trotz all der Demütigungen war sie noch da. Die Liebe, die ich für Daniel empfand, auch wenn mein Verstand längst gewonnen hatte. Es gab keine Zukunft für einen Mann wie ihn und eine Frau wie mich. Ich wusste es, aber ich konnte nicht aufhören.

Bei Daniel war es so, dass er immer öfter vor unseren Treffen Einbrüche bekam. Ein paar Mal war er kurz davor abzusagen, weil er Angst hatte, Carmen würde es herausbekommen, oder er hatte ein schlechtes Gewissen. Trotzdem kam er dann doch jedes Mal. Er war hin und her gerissen zwischen Verantwortung und Liebe. Ich merkte seinen Zwiespalt, und wieder einmal verabredeten wir uns zu einem letzten Treffen. Am Tag vorher neckte ich ihn: „Ab dem wievielten Mal wird Abschiedssex eigentlich lächerlich?“ Er lachte.

Wir hatten uns beide verändert. Diese vierzehn Monate, die wir uns kannten, hatten einiges in uns bewegt und wir redeten sehr offen. Er sagte: „Jetzt, wo ich wieder hier bin, ist alles wieder leicht. Ich spüre, wie sehr ich dich liebe. Wenn ich bei Carmen bin, erscheint mir alles so schwer.“ Daniel weinte und ich küsste ihm die Tränen weg. Wir hielten uns fest, und trotz des Vorsatzes, nur zu reden, hatten wir den besten Sex, den wir jemals hatten. Abends waren wir in einer Bar und schmiedeten neue Pläne. Dann kam erneut der Anruf, den ich irgendwie schon erwartet hatte. Der Anruf von Carmen.

Dadurch, dass Daniel ihr erzählt hatte, dass er bei seinen Eltern sei, die aber natürlich genau an dem Abend anriefen, um sich zu erkundigen, wie es den beiden gehen würde, war seine Lüge aufgeflogen. Ich stand neben ihm und hörte zu, wie er ein weiteres Lügennetz spann und war darauf gefasst, dass ich ihn gleich zum Bahnhof fahren würde, damit er seine Rückreise antreten konnte. Carmen hatte seit der Geschichte zu Weihnachten tatsächlich geglaubt, wir hätten uns nicht wieder gesehen. Ich hatte kein Mitleid mehr mit ihr. Ich war mittlerweile an einem Punkt, an dem ich nur noch mit einer Person Mitleid hatte, und das war die, die mir im Spiegel ins Gesicht sah.

Zu meiner Überraschung blieb Daniel und teilte ihr nur per Kurznachricht mit, dass er nicht nach Hause kommen würde. Wir setzten uns ans Wasser, tranken Bier, und er wirkte so frei. So erleichtert. Er wirkte glücklich. Später im Hotel sagte er: „Du bist all meine unerfüllten Wünsche, die nun in Erfüllung gehen." Dann schlief ich ein, während er mich streichelte.

Am nächsten Tag, als ich ihn zum Bahnhof fuhr, merkte ich seine Veränderung. Er war auf dem Weg in sein altes Leben. Die Leichtigkeit der letzten Nacht schwand, und tief in mir wusste ich, dass er es auch dieses Mal nicht schaffen würde, zu mir zu stehen, sich zu mir und unserer Liebe zu bekennen. Er fuhr ab. Ich winkte ihm und ging, ohne mich noch einmal umzudrehen.

Ich ging lange spazieren und dachte über die letzten vierzehn Monate meines Lebens nach. Über Michael, Carmen, mich und Daniel, meinen

Weltenwanderer

Es war einmal ein junger Mann, der lebte in einer Welt, die für ihn so war, wie eine Welt zu sein hat. Die Bäume waren so grün wie er sein Grün kannte und der Himmel so blau wie er sein Blau kannte. Er hatte viel Grau in seiner Welt und Grau war ihm sehr vertraut. Seinem Grau hatte er sogar einen Namen gegeben. Es war „Grau 39 99,99". Ein sehr dunkles Grau also. Aber es war seines.

Seine Arbeit war so erfüllend, wie er Erfüllung kannte, und die Liebe zu seiner Freundin war so, wie er seine Liebe kannte. Anfangs war da sogar ein kleines bisschen Rosa. Die Liebe macht das Leben etwas rosa und das war okay.

Er hatte sich noch nicht viel getraut in seinem Leben, aber auch das war so, wie er es kannte. Wenn ihn jemand fragte, wie es ihm ginge, dann sagte er: „Es ist okay." Es war okay, doch es war nicht gut. Jedoch hatte er sein Grün, sein Blau, sein Grau 39 99,99 und seine Freundin. Er hatte seine Eltern und er hatte seine Freunde. Es war alles meistens okay.

Manchmal merkte er, dass etwas nicht gut war. Dass es nicht mal okay war. Er merkte, dass sein Leben nicht so war, wie es sein sollte, und er sehnte sich woanders hin. Er dachte: „Irgendwann, da werde ich anfangen zu leben. Leben so, wie Leben sein muss. Da werde ich ganz 'ich' sein. Irgendwann, ganz sicher." Und dann lebte er weiter in seiner Welt, so wie sie war und es war wieder okay.

Seiner Freundin ging es oft nicht gut. Das tat ihm sehr leid, aber dadurch wusste er auch, dass er gebraucht wurde. Er hatte Verantwortung für jemanden. Das war gut, denn für sich selber Verantwortung übernehmen, das konnte er nicht. Er versuchte alles zu tun, damit es ihr gut ging. Er versuchte es ihr recht zu machen und sie dankte es ihm damit, dass sie ihn liebte, denn sie mochte diese Welt mit dem Grün und Blau, die sie kannten, und vor allem mit dem Grau. Es war schließlich Grau 39 99,99.

So ging es eine lange Zeit, doch dann merkte er, dass seiner Welt etwas fehlte. Er wusste nicht, was es war und er suchte es auch nicht, aber er merkte immer deutlicher, dass etwas nicht da war, was da sein sollte. Er hatte immer noch sein Grün, sein Blau und vor allem das Grau 39 99,99. Aber etwas hatte sich verändert. Er merkte, dass die Liebe zu seiner Freundin anders wurde. Das Rosa, welches anfangs da war, war verschwunden. Es war einfach weg. Er war in immer weniger Momenten er selber. Das erschreckte ihn sehr. Trotzdem war er weiterhin verantwortlich für sie und das war okay, denn das gab Sicherheit und Geborgenheit und das war ihm sehr wichtig. „Irgendwann werde ich leben, so wie Leben sein muss“, dachte er sich dann wieder und seine Welt wurde wieder okay.

Eines Tages aber passierte etwas, was in seiner Welt nicht passieren durfte. Er lernte eine andere Frau kennen. Diese Frau war nicht Rosa. Sie war Pink. Er fand Pink furchtbar. Pink erinnerte ihn an Kaugummi und Zuckerwatte. Nicht, dass er Kaugummi und Zuckerwatte nicht mochte, aber es war wenig kompatibel mit Grau 39 99,99.

Trotzdem passierte etwas, womit er niemals in seinem Leben gerechnet hatte. Als er das erste Mal in ihre Augen sah, da war seine Welt nicht mehr okay, sie war auch nicht gut, sie war so, wie Leben sein sollte. Er suchte nach seinem Grün, doch es hatte sich verändert, und sein Blau leuchtete in einer Intensität, wie er Blau noch nie gesehen hatte. Sie mischte sein Grau 39 99,99 mit ihrem Pink und seine Welt erstrahlte in allen Farben dieser neuen Welt. Doch es war nicht nur das. Je länger sie sich kannten, umso deutlicher merkten die beiden, wie sehr ihre Seelen miteinander verbunden sind. Er merkte sehr schnell, dass sie gar nicht wirklich Pink war. Sie war alle Farben und auch sie hatte graue Anteile, denn auch ihr Leben war nicht so einfach gewesen, wie sie nach außen hin ausstrahlte. Er sagte zu ihr: „Ich habe dich gekannt, bevor ich deinen Namen wusste." Und sie sagte: „Ich sehe durch deine Augen direkt in deine Seele." Und genau so war es. Sie sah durch seine Augen direkt in seine Seele – und obwohl sie so anders war als er, wurde ihr klar, dass er der Mensch war, den sie ihr ganzes Leben vermisst hatte, ohne sich dessen bewusst gewesen zu sein.

Es begann eine wunderbare Zeit. Die beiden ergänzten sich in allen Punkten, auf die es im Leben ankommt. Sie waren eins, obwohl sie zwei waren. Die Verbundenheit, die sie spürten, war für beide kaum fassbar. Er war in ihr und sie war in ihm. Und doch war es sehr schwer, denn er hatte seine Freundin. Er war doch verantwortlich. Er fing an, sich Vorwürfe zu machen. Seine Freundin brauchte ihn doch. Er fühlte sich wie ein Vater, der seine Tochter im Stich lassen würde und war nicht in der Lage, sich zu entscheiden. Außerdem hatte er doch noch nie im Leben für sich selber Verantwortung übernommen. Was wäre, wenn er den ganzen Farben nicht standhalten würde? Was wäre, wenn sie erkennen würde, wie grau er in Wirklichkeit war und ihn dann nicht mehr wollen würde? Die Selbstzweifel, Vorwürfe und das schlechte Gewissen erdrückten ihn und er traf die Entscheidung, in seine Welt zurück zu kehren. Ohne Pink, ohne das neue Blau und Grün. Ganz einfach zurück zu seinem Grau 39 99,99.

Sie sah ihm dabei zu und verstand ihn. Sie akzeptierte seine Entscheidung, und doch wusste sie, er würde wiederkommen, denn, so unvorstellbar das auch schien, sie merkte, wie seine Seele zu ihrer sprach. Trotzdem litt sie sehr, denn sie spürte den Schmerz des Vermissens körperlich.

Es dauerte nicht lange und auch er merkte, dass er nicht einfach so in seine Welt mit dem Grau 39 99.99 zurückkehren konnte. Zu viel hatte sich in ihm verändert. Er hatte sich verändert, und er merkte, wie seine Verantwortung und sein schlechtes Gewissen durch die Sehnsucht, die er verspürte, schwand. Diese Sehnsucht wurde immer größer und ließ ihn zu ihr zurückkehren, und er versprach sich selber, sie nicht wieder zu enttäuschen.

Er sagte zu ihr: „Die Sehnsucht nach dir ist die Sehnsucht des Lebens nach sich selbst, in mir.“ Sie küsste ihn mit all der Liebe, die sie für ihn hatte und sagte: „Ich verstehe dich und ich liebe dich, so wie du bist. Ich liebe dich, weil du bist wie du bist, nicht obwohl.“ Und er sah sie an und küsste ihr die Tränen weg, die sie nicht zurückhalten konnte.

Die beiden erfanden die Welt neu. Sie erfanden ihre eigene Welt, die Welt der Fantasie und die Welt der absoluten Vollkommenheit. Immer wieder erkannten beide, dass es ein Wort gab für das, was sie erlebten. Dieses Wort war „Glück". Er fing an zu erkennen, was er im Leben wirklich wollte, und sie fand durch ihn die Person, die es schaffte, sie aus ihrem viel zu schnellen Leben zu holen. Sie schmiedeten Pläne. Wenn sie zusammen waren, dann konnten sie stundenlang reden oder schweigen. Sie konnten verrückt sein und sie konnten Dinge erschaffen. Wenn sie zusammen waren, war ihrer beider Welt perfekt.

Kurz darauf passierte etwas Schlimmes und seine Freundin erfuhr die ganze Wahrheit. Er schämte sich so sehr. Wie konnte er einen Menschen, der ihn so dringend brauchte und für den er verantwortlich war, so enttäuschen? So war er doch nicht. So wollte er nicht sein, und er wusste, dass jeder, den er kannte, erwartete, dass er seiner Verantwortung gerecht wurde. Er kehrte wieder in sein Grau zurück, doch jetzt war es nicht mehr 39 99,99. Es war 33 48,48. Es war fast schwarz.

Sie sah stumm zu und weinte leise alle Tränen der Welt. Auch sie hätte ihn gebraucht. Auch sie war nicht so stark, wie sie gerne sein wollte. Aber sie wollte ihn nicht damit belasten. Denn ihm diese Art von Verantwortung aufzuzwingen hielt sie für seelische Erpressung. Nachdem sie genug geweint hatte, hörte sie erneut ihre Seelen sprechen, und obwohl sie schwer angeschlagen war, merkte sie, dass es nicht möglich war, ihn aus ihrem Leben zu verbannen. Er blieb weiterhin in ihr.

Auch wenn sie eine Zeit lang keinen Kontakt hatten, konnte keiner der beiden die Verbindung trennen. Es war so, als ob ihre beiden Seelen jetzt, nachdem sie sich gefunden hatten, für immer aneinander gebunden wären. So sehr beide versuchten, ein Leben ohne den anderen zu leben, es war nicht möglich. Es ging immer einige Zeit, den anderen nicht im Kopf zu haben, aber trotzdem waren sie gegenseitig immer präsent.

Sie rochen sich, obwohl sie kilometerweit voneinander getrennt waren, und sie spürten sich, obwohl sie sich nicht berührten.

Er kämpfte gegen sich und sie kämpfte ebenfalls. Sie versuchte sogar, sich in einen anderen Mann zu verlieben, aber es gelang ihr nicht, so sehr sie es sich auch wünschte. Er versuchte, seine Beziehung zu retten und sich seiner Verantwortung zu stellen, doch es ging nicht. Wenn seine Freundin ihn berührte, dann konnte er es nur ertragen, wenn er sich vorstellte „sie" wäre es, und sie brach, während der andere Mann neben ihr lag, in Tränen aus, weil sie merkte, wie „seine" Seele nach ihr rief.

Dieses Mal war er es, der die Sehnsucht nicht mehr ertrug. Er wollte sie so sehr. Er wollte es so gerne wagen. Er dachte, er würde den Schritt hinaus aus seiner Welt schaffen, doch sein Mut hielt nicht lange und wieder erdrückten ihn die Zweifel und die Verantwortung. Sie verstand ihn und sagte: „Ich glaube an uns und ich glaube an dich. In den Momenten, in denen du es nicht tust, in denen glaube ich so fest, dass es für uns beide reicht." Und er sagte: „Du bist unglaublich."

Die beiden waren verdammt gut in allem, was sie taten. Sie fingen an, mit Dingen, die nichts mit ihrer seelischen und körperlichen Verbindung zu tun hatten, Erfolg zu haben. Beide wussten, dass sie niemals wieder jemanden finden würden, mit dem sie ihre Sexualität, ihre Träume und ihre Kreativität so teilen könnten wie miteinander. Wenn es so etwas wie einen Seelenpartner gibt, dann hatten sie den in dem anderen gefunden.

Er sagte: „Ich habe das Gefühl, ich lebe in zwei Welten. Der alten Welt, in der ich viele Jahrzehnte gelebt habe, und der neuen, die mir manchmal so eine Angst macht." Sie nickte und sagte: „Ich verstehe genau, was du meinst, aber wenn du dein Leben nicht so lebst, wie deine innere Stimme es dir eingibt, dann bekämpfst du das Beste in dir und endest gespalten und wirst von dir selbst um dein Glück betrogen." Er sah sie an und sagte: „Warum verstehst du nur immer alles?" Sie sagte erst einmal gar nichts und dachte: „Denkst du, dass ich keine Angst habe? Denkst du, dass ich in dem Moment, in dem du von mir weg gehst, nicht weiß, dass du wieder in deine alte, vertraute Welt eintauchst, die dir so viel einfacher erscheint als die Welt mit mir? Denkst du wirklich, dass ich hier einfach sitze und nicht den ganzen Tag mit meinen Gedanken bei dir bin, weil ich hoffe, dir dadurch Kraft schicken zu können?

Denkst du das tatsächlich?" Dann sah sie in seine Augen und wusste, dass er alles sehen konnte, was sie dachte. Sie lächelte ihn an und sagte: „Ich verstehe dich, weil du mir näher bist als jeder andere Mensch auf der Welt, weil du mich besser kennst als ich es manchmal tue und weil ich bereit bin, für dich und mich Berge zu versetzen!"

Er blieb diese Nacht bei ihr, obwohl seine Freundin ihn darum bat, nach Hause zu kommen. Sie streichelten und liebten sich die halbe Nacht. Am nächsten Tag machte er sich auf den Weg in seine alte Welt, und das erste Mal in all der Zeit hat sie ihn um etwas gebeten. Sie weiß nicht mehr, ob sie es sagte, schrieb oder nur dachte:

„Ich hoffe, dass du es schaffst ehrlich zu sein, ehrlich zu dir und zu anderen. Denn das ist es, was Verantwortung für sich und andere in Wahrheit bedeutet. Ich wünsche mir nur eine einzige Sache. Ich wünsche mir, dass du niemals wieder dich selber, mich oder andere darüber belügst, was dich und mich verbindet. Ich wünsche mir, dass du erkennst, was wir beide haben, und dass das, was mit uns beiden passiert, das größte Geschenk ist, was zwei Menschen bekommen können. Bitte zerstöre es nicht. Das ist meine einzige Bitte nach all der Zeit …"

Es war, wie ich es erwartet hatte. Ich hörte nichts von ihm. Keine Nachricht, ob es ihm gut ging, nichts darüber, was Carmen gesagt hatte und nichts von seinen Gefühlen für mich.

Wahrscheinlich hatte er wieder gelogen und Carmen glaubte ihm. Wahrscheinlich war Daniel einfach nicht in der Lage, zu dem zu stehen, was er fühlte. Vielleicht fühlte er auch nichts? Vielleicht war er froh, dass es endlich vorbei war? Meiner letzten Bitte kam er nicht nach.

Sein Verhalten überraschte mich nicht. Eher bestätigte es mich darin, dass es nun vorbei sein musste. Wenn er nicht entscheiden konnte, dann musste ich es tun, denn sonst würde ich an dieser Beziehung endgültig zerbrechen. Ich schrieb ihm eine letzte E-Mail:

„Lieber Daniel,

an etwas festzuhalten, was uns nicht gut tut, lähmt uns und kann uns im Ernstfall seelisch und körperlich krank machen. Leben bedeutet sich wandeln und das heißt auch, dass man sich immer wieder von Menschen verabschieden muss. Loslassen macht Angst. Man hat das Gefühl, etwas zu verlieren und es gegen etwas einzutauschen, was noch unsicher ist. Unsicherheit macht Angst, aber wenn du bei mir bist, dann bist du nicht unsicher, dann weißt du, was du willst. Du küsst und liebst mich, voller Leidenschaft, die du aber vergisst, wenn du wieder in deinem alten Leben bist. Selbst wenn man mit der Gegenwart unzufrieden ist, ist es einfacher, in einem ungeliebten, aber gewohnten Zustand zu verharren, als sich etwas Neuem, Unberechenbarem zu stellen. So ist es wohl! Loslassen tut immer weh, und diesem Schmerz muss man sich leider stellen, bevor man sich wieder besser fühlen kann. Du kannst es nicht – das Loslassen – aber ich kann es! Ich muss es sogar, denn sonst gehe ich kaputt! Du fühlst dich verantwortlich für

Carmen? Was ist mit deiner Verantwortung für mich? Ich muss alles alleine schaffen. Hast du mir jemals Halt gegeben? Habe ich das nicht verdient? Ich habe an dich geglaubt, ja, und du hast dich vielleicht auch bewegt, aber für dich oder auch für mich einstehen, dass kannst du nicht. Du lebst in deiner Lügenwelt und belügst alle und am meisten dich selber. Ich nehme dir jetzt den Druck. Vergiss unsere Projekte, vergiss unsere Ideen und unsere Zukunft, vergiss die Bücher. Vergiss unsere Träume, dann geht es dir vielleicht wieder besser? Du bist es los und trägst keine Verantwortung mehr für das alles. Bitte sehr, lieber Daniel, dieses ist mein Geschenk an dich! Ich wünsche dir alles Gute, und ich weiß doch, dass nichts gut werden wird, und du weißt es auch! Spätestens, wenn du mich vergessen hast, dann wirst du dich an deine graue Welt erinnern, die schon vor mir da war. Doch eine Frage bleibt: Mit wem erlebst du nach mir deine Träume?“

Das war das Ende. Es kam, wie es kommen musste. Das war das Ende einer Liebe. Einer Liebe, die von Anfang an auf Sand anstatt auf Stein gebaut war. Einer Liebe, die mich unendlich viel Kraft gekostet hatte. Die es geschafft hatte, dass ich meine Lebensfreude verlor, die es geschafft hatte, dass ich mich wertlos fühlte, und die es geschafft hatte, dass ich mich nach und nach immer mehr selber aufgab. Die typische Geschichte einer Geliebten.

Bin ich das jetzt? Die böse Geliebte, die Femme Fatale, die männerfressende Nymphe, oder einfach doch nur eine Frau, die sich verliebt hatte?

Entspreche ich dem Klischee der Schattenfrau?

Ich habe dieses Kapitel geschlossen. Mal mehr, mal weniger, denn Menschen, die man im Herzen hat, kann man nicht herausschneiden.

Ich versuche keine Musik zu hören, die mich an ihn erinnern könnte. Ich habe seine Bilder und Briefe weggepackt, und ich weine nicht mehr. Okay, manchmal vielleicht ein wenig, aber dann nur heimlich.

Ich weiß nicht, ob Carmen ihm verziehen hat. Wenn ja, dann tut sie mir leid. Wenn man erst vier Jahre zusammen ist und in dieser Zeit vierzehn Monate betrogen wird, kann das nicht das Ziel einer Beziehung sein. Aber es geht mich nichts mehr an.

Genauso wenig geht es mich etwas an, wie es ihm geht. Obwohl ich immer noch das Gefühl habe, für ihn da sein zu müssen. Es ist ungewohnt, früh keine „Guten Morgen"-Nachrichten zu bekommen, aber auch daran werde ich mich gewöhnen, denn es gab ein Leben vor ihm, in dem es mir gut ging. Es kann also nur besser werden.

Ich gehe wieder weg und treffe neue Leute. Auch Männer, ich merke aber, wie allergisch ich auf Männer mit Ring am Finger reagiere, die mich auf einen Drink einladen wollen. Ich werde mir so etwas nie wieder antun.

Ich sehe vieles klarer und schüttle über vieles, was ich in den vergangenen vierzehn Monaten getan habe, den Kopf.

Einige der Seelen-Geschichten standen auf meinem Blog. Ich bekam täglich Zuschriften von Frauen, die mich fragten, ob ich ihre Geschichte erzähle? Ob ich ihnen in den Kopf gucken könnte?

Ich habe mit vielen lange geredet und mir ihre Geschichten angehört. Ich habe erkennen müssen, dass es nie „etwas anderes“ ist. Egal, ob es nun der solvente Geschäftsmann, der Student oder der Tankstellenverkäufer um die Ecke ist.

Unsere Geschichten ähneln sich. Die Orte sind andere und die Hauptdarsteller auch, aber uns alle verbindet die Hoffnung, die wir in einen Menschen legen, der in den seltensten Fällen wirklich bereit ist, sein gewohntes, altes Leben für uns aufzugeben.

Wir, die Geliebten, sind die Leidenden. Anders als in meinem Fall ist es sogar meistens so, dass die Frauen der Männer nicht das Geringste von uns ahnen.

Wir bleiben die Frauen im Schatten und leben in einem Leben, in dem wir uns selber zum Schweigen und Hoffen verdammt haben. Wir haben keine Möglichkeit zu handeln und sind aufgrund unserer Liebe den Launen des Mannes hilflos ausgeliefert, und wir gehen an unserer krankhaften Liebessucht zugrunde.

Jede von uns entscheidet selber, wie lange sie das mitmachen möchte. Ich hoffe nur, dass jede von uns erkennt, wann der Moment zum Loslassen gekommen ist und keine das Wohlergehen eines Mannes über ihr eigenes stellt, denn kein Mann auf der Welt darf es wert sein, dass wir uns selber zugrunde lieben.

Ende

Wirklichkeitsworte

Gesucht, gefunden, gesehen, getroffen,
getrunken, gehalten, gesagt, geholfen,
gefangen, geschunden, getreten, gefesselt,
geliebt, gebunden, gelogen, gegangen,
gefallen, gestorben, geschlossen ...

Ich habe keine Worte mehr für dich ...

Danksagung

Mein Dank geht an meine Freunde Anja, Andrea und Sandy. In erster Linie aber an meine Mutter Christiane, ohne die ich nicht die Frau wäre, die ich heute bin.

Weiterer Dank geht an meine Lektorin Ute Onken und an Kerstin Litterst, die mit ihren Ideen und ihrer Geduld diesem Buch den letzten Schliff geschenkt haben und meinem Verleger Zsolt Majsai, dafür dass er Seelenband unter seine Fittiche genommen hat.

Ich danke Markus Erkens für das Cover und die Illustrationen.

Außerdem geht mein Dank an die vielen Frauen, die mir offen ihre Geschichte erzählt haben und mir Einblicke in ihr Leben als Geliebte gaben. Die mich ermutigten, dieses Buch zu schreiben. Die mich mit ihren Geschichten inspiriert haben und von denen einiges in dieses Buch eingeflossen ist. Ich hoffe, dass ich vielen mit dieser Geschichte helfen kann, klarer zu sehen.

Ich habe dieses Buch nicht geschrieben, um jemanden zu verurteilen, sondern um wach zu machen. Um anderen Frauen zu zeigen, dass sie nicht alleine sind, und um die Männer, die uns zur Schattenfrau machen, zu sensibilisieren, dass das „schlechte Gewissen" welches sie sich ihren Frauen gegenüber zugestehen, ebenso uns zusteht.

Stephanie Urbat-Jarren

„Ich gehe immer zu weit, ich fahre immer zu schnell, aber ich lebe aus vollem Herzen."

Geboren und aufgewachsen in Hamburg, welches für mich noch immer die schönste Stadt der Welt ist. Trotzdem gereist und das Leben in anderen Ländern genossen. Ich habe viel gelernt und erlebt und jeden Moment voller Dankbarkeit angenommen, egal wie schwierig er war.

Schon in frühester Kindheit fing ich an mit Worten zu spielen und schrieb Gedichte und Geschichten, mit dem Ziel, das Leben bunter zu machen.

Mit Worten kann man zaubern und Menschen in andere Welten entführen. Manchmal sogar anderen die Augen dafür öffnen, dass auch unsere Welt voller Magie steckt.

Ich lasse mich auf kein Genre festlegen. Egal ob Märchen, Kinderbuch, Ratgeber oder Fantasy Roman. Meine Bücher wollen etwas vermitteln. Glücklich machen, lächeln schenken und Mut geben.

Helfen Sie mir bitte?

Hat Ihnen, liebe/r Leser/in meine Geschichte gefallen? Dann helfen Sie mir doch bitte, mein Buch bekannter zu machen. Am liebsten jetzt sofort, bevor Sie, liebe/r Leser/in, das Buch endgültig aus der Hand legen. Empfehlen Sie das Buch guten Freunden, schreiben Sie eine positive Bewertung im Shop von Verlag 3.0 und/oder dort, wo Sie es gekauft haben.

Berichten Sie darüber bei facebook, Xing, Twitter und Co., verfassen Sie eine Rezension für einen Blog oder eine Zeitung, gerne mit Hinweis auf die Buchbeschreibung der Verlagshomepage

http://buch-ist-mehr.de/Seelenband

Dieser QR-Code, der auch auf der Buchrückseite zu finden ist, führt direkt auf mein Autorenprofil bei Verlag 3.0, mit aktuellen Informationen über meine Person, Neuerscheinungen und aktuelle Termine.

Ich danke Ihnen, dass Sie mein Buch gelesen haben.

Stephanie Urbat-Jarren

Empfehlungen aus dem Verlagsprogramm

Depression – Burnout – Borderline

Ein Harter Kerl im Tal der Tränen

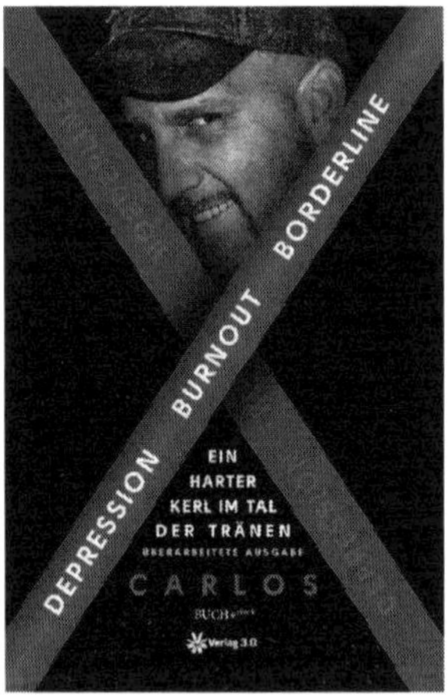

Ein beeindruckender Lebensratgeber, der einen großen Beitrag zur Sensibilisierung der Gesellschaft zum Thema Borderline zu leisten verspricht. Carlos setzt sich dabei zum Ziel, zu enttabuisieren, aufzuklären, zu unterstützen, Wege aufzuzeigen sowie Kraft, Zuversicht und Trost zu spenden. Es ist ein Buch, in dem sich der Leser verstanden fühlt und sich mit dem Autor verbündet.

Es handelt sich um ein großartiges Werk beispielhafter Offenheit im Umgang mit Gefühlen, die in den Augen vieler Menschen so leicht kontrollierbar sind: „Reiß dich doch zusammen!" Carlos stellt sich den Tabus unserer Zeit, reißt nicht sich zusammen sondern Mauern ein – ein Akt tiefster Verzweiflung im Kampf um Leben oder Sterben wollen. Er durchbricht die Mauern seiner Gefühlswelt, begibt sich in das Tal der Tränen, schwimmt sich mit aller Kraft frei und findet Worte für all jene, die noch in ihren eigenen Mauern gefangen sind.

Überarbeitete Auflage von „Ein harter Kerl im Tal der Tränen" mit dem neuen Titel **Depression – Burnout – Borderline** – Ein harter Kerl im Tal der Tränen.

ISBN 978-3-943138-57-3

Sternschnuppenbraut

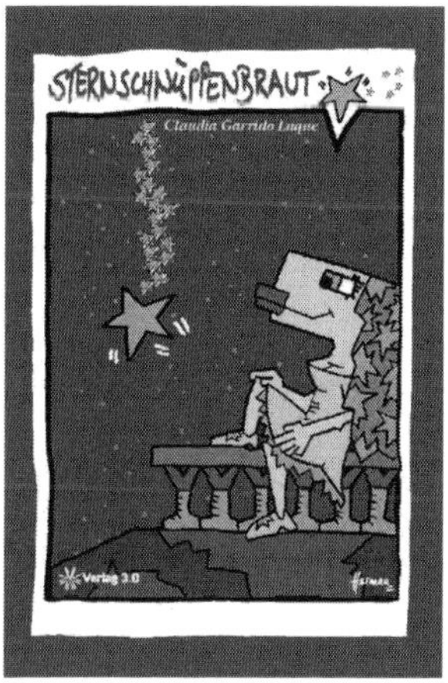

Haben Sie schon einmal Ihr Ich verloren? Der Roman erzählt die ergreifende Geschichte von Mila, einer Frau mitten im Leben, die eines Tages ohne ihr Ich aufwacht. Auf der Suche nach sich selbst taucht sie ein in ihre Vergangenheit, begegnet sich in einer Welt der Sinnlichkeit, in Augenblicken der Liebe, aber auch der Verzweiflung und Angst. Jede neue Reise zurück bringt andere Erinnerungen, die tief im Dunkel des Vergessens begraben waren. Mühsam sammelt sie Baustein für Baustein, in der Hoffnung auf ihr altes Ich. Aber ist dies der richtige Weg? Wird Mila finden, was sie sucht?

Die Autorin Claudia Garrido Luque beschreibt, in erzählender Ich-Form, den psychischen Prozess der Selbstfindung. Ihre sensible Romanfigur Mila geht diesen schmerzvollen Erfahrungsweg des Lebens sehr realitätsnah und so mancher Leser wird sich berührt fühlen und fasziniert Parallelen zu seinem eigenen Leben entdecken. Dieses Buch kann dazu führen, sein eigenes Leben zu überdenken und sich selbst zu hinterfragen. Ein Buch, das genau die Thematik unserer Zeit trifft!

ISBN 978-3-943138-46-7